Julie Henderson
Die Erweckung des Inneren Geliebten

Titel der Originalausgabe
THE LOVER WITHIN
Opening to Energy in Sexual Practice
First published by Station Hill Press, Barrytown, New York in 1986/1978

Deutsche Erstauflage 1989
Ansata-Verlag, Interlaken
ISBN 3-7157-0124-2

Satz, Druck und Vertrieb:
AJZ Druck & Verlag GmbH
Heeper Str. 132, 33607 Bielefeld
Tel.: 0521-177239
Fax: 0521-5212043
ajzdruck@t-online.de
www.ajzverlag.de
Bezug über AJZ Druck & Verlag
oder über den
deutschsprachigen Buchhandel

Deutsche Ausgabe:
Erweiterte Neuauflage

ISBN 978-3-86039-013-9

Julie Henderson

Die Erweckung des Inneren Geliebten

Ein praktisches Arbeitsbuch der
Energielenkung allein und zu zweit

erweiterte Neuauflage

AJZ Druck & Verlag GmbH
Heeper Str. 132
33607 Bielefeld
Deutschland
2006

Aus dem Englischen von Ulli Olvedi
Das Zusatzkapitel wurde aus dem Englischen übersetzt von:
Inge Bergmann – Hamburg
Annamaria Ladik – Bielefeld
Andrea Muche – Bielefeld

Gestaltung des Lesezeichens:
Bisi, Eleni, Janna, Lara, Lena, Leonard, Lisa

Widmung

Ich widme dieses Buch in tiefer Dankbarkeit
Susan Rawlins, Dichterin, Verlegerin und Freundin;
sie verwandelte Rede in liebevolle und vertrauenswürdige Prosa;
Tony Richardson und Robyn Speyer,
die mit mir zusammen Neuland betraten;
und allen, die mit mir lernen.

Und mit 14Jahren Verzögerung
Tarthang Tulku Rinpoche,
der durch die Übertragung,
die ich erst spät erkannte,
den Samen für diese erste Hochzeit
zwischen somatics und Tantra gelegt hat.

Inhalt

Verzeichnis der Übungen

Verzeichnis der Illustrationen

Vorwort zu der überarbeiteten Ausgabe von „Die Erweckung des Inneren Geliebten"

Ich mag dieses Buch sehr. In der Tat fühle ich mich wie die Mutter eines geliebten Kindes, das groß wurde und aus dem etwas geworden ist - jedoch etwas anderes als erwartet. Natürlich bin ich es, die sich verändert hat. Als ich 1984 „Die Erweckung des Inneren Geliebten" schrieb, verarbeitete ich alles, was ich bis dahin als aufregend, hilfreich und erfreulich erfahren hatte. Ich würde dieses Buch heute nicht mehr so schreiben, aber glücklicherweise muss ich das auch nicht. Es hat sein eigenes Leben und seinen eigenen Wert.

Was ich damals als neu und aufregend erlebt habe, ist inzwischen ein „normaler" aber lebendiger Aspekt meines Lebens, durch den ich mein Wohlbefinden im Alltag erhalte. Ich bin sehr froh, dass der Station Hill Verlag mich nicht nur gebeten hat, dem Buch neue Leser vorzustellen, sondern auch einige reizvolle Leckerbissen dessen hinzuzufügen, was ich seitdem gelernt habe.

Für all diejenigen – und es gibt inzwischen viele –, für die die Erfahrung von Energie und Präsenz vertrauter und überzeugender ist als das Gefühl ein Körper zu sein, ist dieses Buch gut geeignet. Es ist besonders für diejenigen von Nutzen, die man dazu gebracht hat zu glauben, dass ihre Empfindungen schlecht oder verrückt sind. Das ist nicht wahr. Es ist nicht einmal ungewöhnlich, das Leben als Struktur und Fluss wahrzunehmen. Viele große Künstler und Sportler beschreiben auf diese Weise ihre am meisten erfüllenden Erfolge.

Viele Menschen sehen oder hören oder fühlen zumindest dann und wann in einer Weise, die jenseits dessen ist, was landläufig als „normal" bezeichnet wird. Tatsache ist, dass die meisten von uns ein breiteres Erfahrungsspektrum haben als nur das, an dem wir uns ständig aufreiben. Meist jedoch, da es nicht erlaubt ist, dies als normal anzusehen, weisen wir den Zugang zu diesen Informationen zurück oder unterdrücken ihn.

Der Verdienst dieses Buches ist es, auf eine entspannte und einfache Weise offen über die Möglichkeiten der erweiterten Wahrnehmung zu sprechen. Das heißt, wir können damit fortfahren „Dinge zu sehen, die nicht da sind“ – oder sie hören, fühlen, schmecken oder riechen – auf spielerische Weise und mit etwas Disziplin, anstatt uns um unsere geistige Gesundheit zu sorgen; zumindest auf dem Gebiet der erweiterten Wahrnehmung!

Für diejenigen, die sich danach sehnen, Sex auch als Umarmung zu erleben, finden sich hier die Schlüssel.

Für diejenigen, die sich von den Fesseln habitueller Reaktionen gegenüber anderen Menschen, Situationen und der eigenen Geschichte befreien wollen, sind diese Ansätze ein möglicher Weg.

Für diejenigen, die einander lieben, aber die energetische „Distanz“ verloren haben, die da sein muss, damit sie dann ekstatisch überwunden werden kann, bietet dieses Buch eine echte Möglichkeit, die Intensität ihrer Vereinigung in der Liebe wieder herzustellen.

Für diejenigen, die sich zumindest zeitweise dem Strom des Seins und des Lebens (Flow) hingeben wollen, können die Übungen in diesem Buch die Tür öffnen.

Ich hoffe sehr, dass viele von Ihnen durch diese Tür gehen werden.

1
Wie dieses Buch entstanden ist

Wenn man dem Leser ein Buch vorstellt, ist es üblich – und auch ein Akt der Höflichkeit –, den Ort zu erläutern, den es im Rahmen einer Geographie der Ideen einnimmt. Im Falle dieses Buches ergab sich ein großer Teil des Inhalts, der hier vorgestellt wird, aus dem gesamten Kontext meines Lebens, und das bedeutet, daß wir es mit der Beschreibung eines größeren Zusammenhanges zu tun haben werden, als es sonst üblich sein mag. Wir brauchen hier eine größere Landkarte, denn dieses Buch geht weit über die Betrachtung und Erforschung eines einzelnen Landstrichs in einer etablierten intellektuellen Landschaft hinaus.

Ich stehe zwischen zwei Möglichkeiten der Übertreibung: entweder nach der einen Seite auszuufern, indem ich mich auf alles beziehe, was mich jemals in diese Richtung gedrängt hat; oder der anderen Seite zuviel Gewicht zu geben, indem ich darauf hinweise, daß es *keine* Bücher über dieses Thema und deshalb *keinen* schriftlichen Kontext gibt, auf den ich mich beziehen könnte.[1] Der eine Ansatz ist schwerfällig; der andere ist ignorant und kleinlich.

Ich habe mich deshalb entschlossen, folgendes als Markierungen in diese Landkarte einzutragen:

- den Beitrag meiner beruflichen Ausbildung als bioenergetische Analytikerin und deshalb den gesamten Kontext der Körperarbeit und körperzentrierten Psychotherapie
- den Einfluß meiner Schulung als Theater-Schauspielerin und -Regisseurin
- mein Training in Psychotherapie, wie etwa in Transaktionsanalyse und Gestalt-Therapie
- den Zugang zu veränderten Bewußtseinszuständen, wie er teilweise von Dr. Milton H. Erickson beschrieben bzw. zum größeren Teil nur angedeutet wurde
- die meditative Sicht des Bewußtseins und des Seins (einschließlich Tantra) und
- die Sexualwissenschaft, vor allem im Hinblick auf das, was mich dazu brachte, vieles fallen zu lassen, was man mir über Sex beigebracht hat: wie er ist und wie er sein sollte und wozu das alles gut ist.

Je mehr ich über die Frage des Zusammenhangs nachdachte – auf welcher Straße und anhand welcher Hinweisschilder ich zu diesem Punkt gekommen bin –, desto mehr wurde mir deutlich, daß ich mich letztlich nur auf ein paar grundlegende Ideen stütze. Es ist mir klar, daß einige davon ohne den Zusammenhang mit den dazugehörigen Forschungen und Erfahrungen ein wenig dürftig wirken.

Die grundlegende Voraussetzung, von der ich ausging – und über die sich manche vielleicht wundern mögen –, ist die, daß das Leben selbst eine Form von Energie ist. Das Argument für diese Ansicht ist in Kapitel 6 ausgeführt. Es gibt eine natürliche Folgerung aus dieser Annahme, auf die sich ein großer Teil der Bioenergetik und anderer Formen körperzentrierter Therapie stützt. Sie lautet, daß Körper und Geist nicht getrennt voneinander existieren, sondern eine funktionelle Einheit bilden, in der diese Lebensenergie bedeutungsvoll zum Ausdruck kommt.[2]

Die zweite Voraussetzung mag einigen Lesern ähnlich fremd erscheinen, obwohl sie angesichts der Implikationen der modernen Physik und ihrer daraus resultierenden Weltsicht unvermeidlich ist. In unserem Zusammenhang besagt diese Sicht, daß die Grenzen, die wir zwischen uns selbst und anderen erleben, auf der Ebene der Energie nicht wirklich existieren, auch wenn wir sie als real empfinden.[3]

Diese «Grenzen» haben mehr mit den Veränderungen in der Verteilung und Dichte der Energie zu tun als mit tatsächlichem Getrenntsein. Als ich mich mit den Folgerungen aus diesen Ideen auf der Ebene von Körperarbeit und Psychotherapie näher befaßte, stellte ich fest, daß wir lernen können, unsere so empfundenen Grenzen differenzierter zu erfahren, als unsere frühen Prägungen uns weismachen wollen. Die wissenschaftliche Unterstützung für diese Voraussetzung (und Erfahrung) kommt aus so unterschiedlichen Richtungen wie der buddhistischen Psychologie und der Quantenmechanik.

Die dritte theoretische Markierung ist die Voraussetzung, daß man Wahrnehmungen (einschließlich des Spektrums jener Wahrnehmungen, die man als Emotionen und Gefühle identifiziert) als wellenartige Phänomene dieser Lebensenergie betrachten kann, daß solche Wahrnehmungen die Eigenschaften von Wellen, ihrer Art der Ausbreitung und Bewegung zeigen, und daß sie, wie andere Wellen, modifiziert werden können. Ich denke, daß diese spezielle Formulierung von mir stammt, und ich bringe sie hier in einer Form vor, die man etwa als bioenergetischen oder biophysischen Sprachgebrauch bezeichnen kann. Für mich jedoch stammt die Idee, daß wir lernen können zu verändern, was wir fühlen, aus meiner Theatererfahrung.[4] Die Schulung durch das Theater brachte mir diesen Gedanken nahe, die Arbeit mit Gestalt verstärkte ihn, die Bioenergetik gab ihm Realität und Kraft, und die Meditation vermittelte mir die Möglichkeit der Balance und Kontrolle.

Eine wichtige Folgerung daraus ist, daß unsere verschiedenen geistigen und emotionalen Zustände – obgleich sie sowohl flüchtig sind als auch die Neigung zur Verfestigung haben – modifiziert werden können. Zu dieser Idee gibt es so viele Einstellungen und Zugänge – und Zielvorstellungen –, wie es Psychologien und Psychotherapien gibt. Die stärksten Einflüsse aus dieser

Richtung hatten auf mich die Körperarbeit, die Ericksonsche «Hypnotherapie»[5] und die meditativen Psychologien, vor allem die des Zen und des Tantra.

Und schließlich – das ist der zentrale Gedanke dieses Buches – gehe ich davon aus, daß die sexuelle Begegnung mindestens ebensosehr ein energetischer wie ein körperlicher Akt ist. Es ist mir klar, daß diese Behauptung als nahezu ebenso radikal erscheinen mag wie die, daß Leben eine Form von Energie ist. Die praktischen Folgerungen sind grundlegender Art, und die Erfahrungen, die sich daraus ergeben, sind ebenso tiefgreifend wie befriedigend. Ich betrachte die sexuelle Begegnung als einen Aspekt einer menschlichen energetischen Bewegung zur Einheit hin – und nicht etwa als eine spezielle Aktivität, die irgendwie vom Leben getrennt ist.[6] Was sich in uns energetisch während des Werbens, des Vorspiels und der Vereinigung abspielt, entscheidet darüber, ob wir den Vorgang genießen können oder nicht. Ich habe mehrere grundlegende wissenschaftliche Texte mit in die mit Kommentaren versehene Bibliographie einbezogen, doch die hier ausgeführte Anschauung werden Sie in der gegenwärtigen Literatur über Sexualität nicht finden. Das ist einer der hauptsächlichen Gründe, weshalb ich all dies niedergeschrieben habe.

2
Die Grundlage des Experiments

Die experimentelle Psychologie sträubt sich noch immer weitgehend dagegen, daß unser Bild des Universums sich nicht mehr an Newton, sondern an der Quantenmechanik orientiert und relativistisch ist (und sich ständig weiter verändert). Der experimentelle Ansatz konzentriert sich auf eine saubere Subjekt-Objekt-Trennung selbst dann noch, wenn das nicht einmal mehr theoretisch möglich ist.

Die Versuchsanordnung beeinflußt das Ergebnis des Experiments. Das klassische Beispiel hierfür ist die Teilchen-Welle-Kontroverse über die Natur des Elektrons in der ersten Hälfte unseres Jahrhunderts[1] – und wir sind noch immer mit dem Versuch beschäftigt, diese Erkenntnis in unsere Beziehung zur Realität einzubauen. Damals wollte man sich darauf festlegen, daß das Elektron irgendwie entweder ein Teilchen oder eine Welle sein *müsse.* Heute erscheint es uns immerhin vorstellbar, daß ein Elektron, wenn wir es unter der Bedingung X betrachten, sich wie ein Teilchen verhält; wenn wir es hingegen unter der Bedingung Y betrachten, verhält es sich wie eine Welle. Das ist sehr beunruhigend und erschüttert sogar die Fundamente unseres früheren Verständnisses der Existenz.

Besonders in der Psychologie und Psychotherapie *ist die Person* die experimentelle Einrichtung. Wir, die Beobachter, beobachten, wie wir selbst beobachtet werden. Das kann kein «objektiver» Vorgang sein.

Ich lernte das, was ich hier präsentiere, durch eine Reihe von «Experimenten mit dem Sein». Die meisten dieser Experimente fanden unter der Supervision verschiedener Bioenergetik-Trainer und Therapeuten anderer somatischer Disziplinen statt[2], aber alle ergaben sich aus der eigentlichen Struktur meines Lebens und waren nicht getrennt von meinem Bedürfnis, mich selbst kennenzulernen und in das Geheimnis des Seins einzudringen. In diesem Sinn kann man das Experiment als *tantrisch* bezeichnen, weil es – nach Guenther – «mit der *unmittelbaren Erfahrung* beginnt und auf dieser beharrt»[3]. Guenther sagt weiter, daß diese Haltung sich «natürlich von der westlichen philosophischen Haltung unterscheidet, die mit einer *Hypothese* beginnt und im wesentlichen spekulativ bleibt»[4].

Dieses Gelernte basiert insbesondere auf meiner Untersuchung einer kinästhetischen Intuition, sich dem Genuß und der Vereinigung hinzugeben, und die sich durch den von der Gesellschaft gepredigten Sex niemals entfalten konnte.

Ich wuchs mit vielen jener Vorstellungen von Sexualität auf, die sich für ein «braves» Mädchen – als das sich ein Teenager in den 50er Jahren zu fühlen hatte – ziemten. In meinem Fall bedeutete dies, daß Sex für Nähe, nicht aber für Leidenschaft oder Ekstase stand; daß Sex der Preis war, den ich für Nähe und Berührung und Anerkennung zu zahlen hatte; daß Genuß etwas war, das davon abhing, was ein Mann machte; und daß ich nie und nimmer diese Voraussetzungen näher anschauen oder etwas gegen sie einwenden durfte. Also tat ich es auch nicht.

Dann kamen die 60er und 70er Jahre, in denen es eine Menge scheinbare und ein paar tatsächliche Veränderungen gab. Die Frauen wurden ermutigt, nach Genuß zu verlangen und Orgasmen zu «haben», vorzugsweise viele (und ohne jede Schwierigkeit). Neue Schuldgefühle entstanden. Masters und Johnson unternahmen ihre berühmten Studien; es gab Listen und Graphiken über das, was stattzufinden hatte. Weil ich noch immer ein «braves» Mädchen war, versuchte auch ich es auf diese Weise.

1975 begann ich mit der Ausbildung als bioenergetische Analytikerin bei der Bioenergetic Society of Northern California (einem Zweig des International Institute for Bioenergetic Analysis). Die Bioenergetik und ihre Reichschen Verwandten befassen sich mit Sexualität und Orgasmus als der Grundlage für die «Energie-Wirtschaft» im lebenden Körper.[5] Die Fähigkeit zum Orgasmus wurde die Grundlage für die Definition psychophysischer Gesundheit.[6] Man traf eine klare Unterscheidung zwischen Klimax, Höhepunkt – einer begrenzten genitalen Erleichterung, die nicht einmal immer angenehm ist – und Orgasmus, einer spontanen, reflexiven, angenehmen, pulsierenden Neuverteilung der Energie im ganzen Körper. Ich hatte zwei Reaktionen darauf: zum einen erschien es mir plump, daß man durch mühelose Orgasmen «beweisen» solle, gesund zu sein (ich war ja immer noch ein «braves» Mädchen); zum anderen berührte es zutiefst das, «was mein Körper erwartete» und in der Anpassung an die jeweiligen Forderungen der 50er, 60er und 70er Jahre nicht gefunden hatte.

Als sich mein Studium der Bioenergetik vertiefte, entstand eine wachsende und verwirrende Lücke zwischen meiner zunehmenden Fähigkeit zur energetischen Aufladung, zum Pulsieren und Genießen und der Tatsache, daß meine Erfahrung der sexuellen Begegnung mit meinem Partner frustrierend blieb.

Ich nahm meine Zuflucht zu heftiger Selbstkritik; es mußte etwas nicht in Ordnung sein mit mir. Ich las alle Bücher über Was-läuft-falsch? und Wie-es-sein-sollte noch einmal durch.[7] Ich wurde immer erfinderischer und versuchte, einem Partner Interesse zu entlocken, der ganz zufrieden war mit dem, was zwischen uns geschah; nur hatte ich immer weniger Lust, immer etwas «tun» zu müssen, und fühlte mich immer weniger als «braves» Mädchen.

Im Therapeuten-Training konzentrierte ich mich von Sitzung zu Sitzung auf «ödipale Probleme» und frühe Traumata und wie man mit einem Partner umgeht – und all das war gewiß recht fruchtbar. Aber durch all das veränderte sich nicht die grundlegende Spaltung zwischen der vertrauensvollen Reaktionsbereitschaft meines Körpers – dem wachsenden Zusammenspiel zwischen den bewußten und unbewußten, mentalen und körperlichen Achsen der Erfahrung – und dem sicheren Gefühl, daß auf sexueller Ebene etwas «nicht stimmte». Etwas zentral Wichtiges blieb vollkommen unberührt.

Aber im Jahr 1980 geschahen zwei Dinge etwa zur gleichen Zeit. Das erste Ereignis war der Entschluß, unter der Führung meines damaligen Lehrtherapeuten David Finlay einen weiteren Schritt zum Vertrauen hin zu unternehmen. Wenn ich in meinem so zuverlässigen und reaktionsbereiten Körper spürte, daß etwas fehlte, so war das vielleicht wirklich der Fall. Wenn sich in den Wie-man-es-macht-Büchern nichts darüber finden ließ, so mochte vielleicht dennoch etwas da sein, was man erleben und worüber man sprechen konnte. Ich begann, meine Aufmerksamkeit *direkt* (wenn auch wahrscheinlich verspätet) auf das zu richten, was ich erfuhr, was ich mochte, was mich erregte, was mich befriedigte – und dabei ließ ich alle früheren Beurteilungen, Erwartungen und Forderungen fallen.

Das zweite Ereignis, das in diese Zeit fiel, war das Ergebnis einer fünfjährigen Schulung und Praxis im Körper-Lesen, der emotionalen/psychologischen Erfahrung des Körpers. Das hatte fast unmerklich zu einem erweiterten Spielraum der Wahrnehmung geführt – kinästhetisch und in jedem Sinnesbereich. Es hatte mir auch die Wahrnehmung der «Lebensenergie» durch alle diese Kanäle eröffnet. Fast jeder Mensch empfängt diese Energie direkt, aber die meisten wissen es nicht (hauptsächlich deshalb, weil ihre Wahrnehmung ohne Bestätigung bleibt). Das bedeutet, daß in unserem Bewußtsein eine Lücke zwischen der Wahrnehmung und der Bewußtheit der Wahrnehmung klafft. Ich glaube, daß der berühmte «Sprung der Intuition» genau über diese Lücke führt. Wenn die kinästhetische Wahrnehmung genügend entwikkelt ist – so kann ich aufgrund meiner eigenen Erfahrung sagen –, kommen die Jungschen Gegensätze Wahrnehmung und Intuition wieder in Verbindung, wie es die Uroboros-Schlange zum Ausdruck bringt, die für Jung so wichtig war. (Die Uroboros-Schlange – die sich selbst in den Schwanz beißt – ist ein Symbol der Vereinigung der Gegensätze in einer Ganzheit. Anm. der Lektorin.) Eine ausreichend verfeinerte kinästhetische Wahrnehmung liefert Ergebnisse der Wahrnehmung, die nicht von Intuition zu unterscheiden sind. Ich denke, daß dasselbe auch für andere auf die Sinne bezogene Wege gilt.

Wenn Sie die Übungen, die in diesem Buch beschrieben sind, über einen längeren Zeitraum regelmäßig ausführen, werden Sie mit Sicherheit die Zeichen und Wirkungen der energetischen Bewegung – oder deren Mangel – mit allen Sinnen bemerken. Sie fühlen mehr, sehen mehr, hören mehr usw.

Für mich war es am leichtesten, die Energie zunächst als eine Vielzahl von körpereigenen Reizen und taktilen Empfindungen wahrzunehmen; dann lernte ich nach und nach, ihre Bewegung zu sehen und ihren «Geruch» und «Geschmack» aufzunehmen. Das Hören entzieht sich mir noch, aber ich habe keinen Zweifel, daß meine Ohren sich mit der Zeit dafür öffnen werden. Anderen erlaubt gerade ihr Gehör den ersten Zutritt.

Was bedeutet das alles für meine Erfahrung des Inneren Geliebten? Als ich beschloß, die ganze Problematik des sexuellen Genusses und der sexuellen Befriedigung neu zu überdenken, befand ich mich auch in der Lage, das wahrzunehmen, was mir fehlte. Wenn mein Geliebter physisch in mich eindrang – so stellte ich fest –, drang er nicht gleichzeitig energetisch in mich ein. Der Fluß seiner Erregung und Lebendigkeit blieb in ihm. Ich selbst fühlte mich nicht davon berührt. Aufgrund all dessen, was ich gelernt hatte (weit weniger aus Büchern als aus einer erzwungenen Rückkehr zur Erfahrung selbst), konnte ich mich nicht länger von dem abspalten, was ich tatsächlich erlebte, und versuchte nicht mehr, einer Norm zu gehorchen. Ich konnte mich keiner Täuschung darüber mehr hingeben, was tatsächlich vor sich ging. Ich war kein «braves» Mädchen mehr.

Ich versuchte, diese neue Einsicht mit meinem Partner zu teilen, und hin und wieder veränderten sich die alten Muster; aber grundsätzlich hatte er wenig Interesse, und so trennten wir uns.

Nach dieser Trennung fuhr ich fort, durch eigenes Experimentieren mehr über die willentliche Bewegung und Verteilung der Energie zu lernen.[8] Ich lernte es weitgehend in derselben Weise und in derselben Reihenfolge, wie ich sie dem Leser hier empfehle. Einige der Übungen habe ich selbst erfunden; einige gehören zur Grundausstattung der Bioenergetik und anderer ähnlicher Disziplinen; einige lernte ich von anderen Menschen und wandelte sie ab. Soweit ich weiß, werden in diesem Buch zum erstenmal diese Übungen speziell in der Absicht erläutert und verwendet, die Qualität der Vereinigung zu verbessern und die willentliche Energieverteilung und eine energetische Auswahl in der Erfahrung von Beziehungen zu ermöglichen.

Ich habe alle diese Übungen viele, viele Male selbst angewendet, und ich habe sie mit Tausenden von Menschen in dem sicheren Umfeld der Trainings- und Therapie-Seminare erforscht, die ich in den vergangenen sieben Jahren in den USA, Europa, Australien und Neuseeland gehalten habe. Ich selbst war der ursprüngliche «Ort des Experiments», um das Sein zu erforschen und diese Forschungen in diesem Buch niederzulegen. Jedenfalls bezeugt die Mehrheit der vielen Menschen, die an einem Teil oder dem gesamten Training (der Erfahrung der Lebensenergie) unter meiner Supervision teilgenommen haben, daß die Übungen wirken – und zwar in der Weise wirken, wie ich sie beschrieben habe. Sie bezeugen, daß sie lernten, nach Wunsch energetisch mit ihrem Partner zu verschmelzen oder sich zu trennen; sie berichten, daß ihnen dies größere Freiheit, Ganzheit und Sicherheit gab, individuell und in der Beziehung. Sie bezeugen, daß dieselben Fähigkeiten es ermöglichen, das Ende einer Beziehung auf natürliche Weise geschehen zu lassen, ohne das verwirrende Gefühl von Selbstverlust, unter dem üblicherweise zumindest einer der Partner zu leiden hat. Sie berichten von wachsender verfügbarer Energie – für die sexuelle Vereinigung, wenn sie sich dafür entscheiden – und geringerer Frustration darüber, daß die Energie genital gebunden ist. Sie sagen, daß sie größeren Genuß, größeres Vertrauen und größere Fähigkeit zur Hingabe an das Sein erleben.

3
Der Beginn

Was ist jenes *es,* von dem wir so besessen sind? Was geschieht, wenn wir *es* tun, und was macht *es* so genußvoll, wenn *es* genußvoll ist, und was macht *es* so frustrierend, wenn *es* frustrierend ist? Es gibt eine Menge Sex-Bücher darüber, wie man *es* machen soll, damit *es* mit Sicherheit Genuß bringt – aber ist das je sicher? Ist *es* wirklich eine Sache des richtigen Einführens von Haken A in Öse B? Oder muß man Knopf B drücken? Oder Knopf CDE in der richtigen Reihenfolge? Neueste Forschungen[1] über Liebesleidenschaft und sexuelles Verlangen weisen überzeugend darauf hin, daß nahezu jeder in seinem sehnsüchtigen Verlangen jämmerlich frustriert ist und daß zugleich jeder denkt, alle anderen fänden Befriedigung. Aber was ist Befriedigung? Und was im besonderen muß geschehen, damit Sie befriedigt sind?

Eines der Dinge, die dieses Buch Ihnen anbietet, ist die Einführung in einen neuen Sprachgebrauch, der Ihnen dabei helfen kann, Klarheit über die Natur der Befriedigung zu erlangen und zu wirklicher Vereinigung zu finden. Ich hoffe, daß Sie in Ihren Beziehungen diese Sprache anwenden lernen, um über das zu sprechen, was Sie erfahren. Ich hoffe, daß Sie und Ihr Partner (oder Ihre Partnerin) zu einer Art von gegenseitiger Befriedigung und gegenseitigem Verstehen gelangen werden und nicht in dem Gefühl steckenbleiben, der andere sei einfach nur eigennützig.

Die sexuelle Erfahrung, das Erlebnis des sexuellen Genusses, ist von Mensch zu Mensch verschieden. Auch die Bedürfnisse sind verschieden. Die meisten Menschen glauben, daß das, was sie selbst mögen, die anderen ebenfalls mögen; daß die Art, wie sie selbst bestimmte Berührungen empfinden, bei den anderen dieselbe sei. Alle diese Voraussetzungen müssen jedoch in Frage gestellt werden. Dieses Buch will Ihnen auch Zugang zu bestimmten Informationen und Erfahrungen ermöglichen, die nicht in der Schule gelehrt oder in Handbüchern erwähnt werden: wie Sie bis zu einem gewissen Maß selbst entscheiden können, was mit Ihrer sexuellen Energie geschieht. Genauer: wie man sie bewegt; wie man sie sammelt; wie man sie steigert; wie man sie sich ausbreiten läßt; wie man sie miteinander teilt; wie man sie entlädt – zu Ihrer Befriedigung.

Um es technischer auszudrücken: das Buch vermittelt Informationen über die *willentliche Verteilung der Energie,* damit sie für Ihre sexuellen Bedürfnisse und Interessen verfügbar wird. Es handelt davon, wie Sie lernen können, über Ihre Energie selbst zu verfügen und sie innerhalb Ihrer selbst und in der Beziehung in die richtigen Bahnen zu lenken. Es bezieht sich auf die praktische Anwendung und bietet viele Übungen an, die Sie allein oder mit Ihrem Partner praktizieren können. Es sind Übungen für den physischen Körper, für den Energiekörper, für den Geist und für den Willen. Wenn Sie mit Aufmerksamkeit und in einer spielerischen und zugleich ehrfürchtigen Weise üben, können Sie etwas über freie Entscheidung und über Energie lernen, was in jedem Bereich Ihres Lebens anwendbar ist.

Ich wünsche mir, daß alle Menschen Zugang zu diesen Informationen bekommen, denn sie sind wichtig für ein Verständnis dessen, was zwischen Liebenden geschieht. Viele Unstimmigkeiten zwischen Liebenden haben ihre Ursache in dem Mangel an Verständnis dafür, daß die grundlegende Beziehung, der grundlegende Prozeß, ein *energetischer* Prozeß ist:

– daß er sich im Körper abspielt (wenn es sich um physisch Liebende handelt),

- daß der Geschlechtsverkehr nicht nötig ist, um Vereinigung oder Orgasmus zu erfahren[2], und
- daß der Geschlechtsverkehr oft ohne «Vereinigung» stattfindet.[3]

Weil die wenigsten diese Tatsachen erkennen oder nicht wissen, was sie damit anfangen sollen, entsteht Verwirrung um Verwirrung, und dahinter lauert schwelender Groll.

Die meisten Menschen sind sich auch nicht bewußt, daß sie energetische Gewohnheiten haben. Sie wissen nicht, ob sie eine Vorliebe haben: ob sie sich lieber abgrenzen oder verschmelzen, oder welche die Vorlieben ihres Partners sind; aber sie können ihr ganzes Leben damit verbringen, an den Auswirkungen zu leiden.

Üblicherweise hat der Mann aufgrund der kulturellen Konditionierung eine Vorliebe für energetische Abgrenzung. Männer fürchten sich oft vor Vereinigung, vor dem Gefühl der Sanftheit, des Schmelzens und Verschmelzens. Und selbst wenn sie verschmelzen, möchten sie sich stereotyp schnell wieder abgrenzen, als wäre nichts gewesen. Sie setzen sich auf, rauchen eine Zigarette usw. Frauen hingegen lieben es häufig, in einem Zustand ständigen energetischen Verschmelzens mit dem Partner zu sein (mit dem Gefühl, daß etwas nicht stimmt, wenn das nicht der Fall ist). Es hilft ihnen, aufmerksam und der Gefühle des anderen gewahr zu sein – und dies ist der stereotype Teil ihrer Rolle. Wenn Sie nun eine Beziehung zu jemandem haben, der nur über die Fähigkeit der Abgrenzung verfügt und sich vor dem Verschmelzen fürchtet, Sie selbst aber haben eine Vorliebe für das Verschmelzen und wissen nicht, wie man sich abgrenzt, dann können Sie beide in eine erstickende Situation geraten. Beide Partner fühlen sich ungeliebt, entweder im Stich gelassen oder umklammert. Und das geschieht so immer wieder.[4] Wenn Sie jedoch eine gewisse Erfahrung mit jenen Übungen haben – wie Sie Ihre eigenen energetischen Grenzen aufbauen, willentlich energetisch verschmelzen und sich wieder trennen können –, werden Sie in der Lage sein, einen großen Teil dieser Störung zu vermeiden oder zumindest besser damit fertig zu werden.

Manchmal zerbricht das Glas, und man trennt sich. Oft ist ein großer Schmerz damit verbunden. In dem Sprachgebrauch, den Sie hier lernen werden, hieße das, daß dieser Schmerz durch die körperliche Trennung *ohne* gleichzeitige energetische Trennung bedingt ist. Im 10. Kapitel, «Vereinigung und Trennung», wird dieses Problem behandelt, und die darin vorgestellten Übungen dienen dazu, es zu bewältigen. Mit Hilfe dieser Übungen läßt sich eine Menge unnötigen Leidens vermeiden, oder zumindest wird diese Erfahrung schneller und klarer durchlebt, als es allgemein üblich ist.

Wer sich mit einem anderen vereinigt, nachdem er gelernt hat, sich innerlich mit sich selbst zu vereinigen und sich selbst diesen Genuß in seinem eigenen Wesen zu schenken, wird dies eher mit einem ehrfürchtigen Verlangen als mit dem Gefühl des Hungers tun. Dann kann die Vereinigung spielerisch und kreativ sein. Man erlebt sie als Segen, nicht als Abhängigkeit.

Ich werde auch noch über ein anderes Phänomen sprechen, das sich ergibt, wenn zwei Menschen zu einer sexuellen Verbindung zusammenkommen. Im allgemeinen ist der Grund dafür eine starke energetische Ladung, die sie als Erregung erleben.[5] Sie kommen zusammen, und die Ladung wird im Orgasmus freigesetzt – die Energie wird neu verteilt. Danach trennen sie sich wieder, sowohl physisch als auch energetisch.[6] Meistens ist es so, daß die Ladung im Lauf der Zeit immer geringer wird – die Anziehungskraft nachläßt –, wenn die Partner viel Zeit gemeinsam verbringen und häufiger zusammenkommen, weil sie dann einander energetisch immer ähnlicher werden. Es entsteht immer seltener eine Dipolanordnung, wie die Physiker sagen; es ist immer weniger Impuls da, um den Funken überspringen zu lassen.

Es ist möglich – ich nenne das manchmal Sex wiedererfinden –, absichtlich eine energetische Distanz zu schaffen (wenn Sie das wollen), um die Ladung wiederaufzubauen. Das heißt, Sie werden fähig, selbst die Spannung zu regulieren, den Druck zu erhöhen, wenn das in Ihrem Interesse liegt. Dann wird es eine Sache der Wahl und der Aufmerksamkeit, und daran sind manche natürlich nicht interessiert. Sie ziehen ein zufälliges Wunder vor. Doch wenn Sie gewillt sind, können Sie lernen, die energetische

Ladung beliebig aufzubauen durch Übungen zur energetischen Trennung und Vereinigung und durch spezielle Übungen, die besonders darauf ausgerichtet sind, die Ladung aufzubauen. Bei Paaren, die diese Übungen kennen und anwenden, wird die sexuelle Begegnung erregender und befriedigender sein, als es üblicherweise der Fall ist, wenn man sich schon lange kennt.

Was Sie aus den Übungen in diesem Buch lernen können, ist die zunehmende Fähigkeit, immer höhere Energieladungen in einem entspannten Organismus ohne die Notwendigkeit zur Kontraktion aufrechtzuerhalten. Dies bedeutet die Fähigkeit zur Erfahrung von immer mehr Genuß – in der Sexualität und im Sein. Sie können eine große Ladung in Ihrem Körpersystem haben, *ohne* entspannt zu sein, und das ist sehr unangenehm; oder Sie können eine zu geringe Ladung haben, um sich dem Genuß hinzugeben, und das ist sehr frustrierend. Eine jede dieser beiden energetischen Bedingungen ist nun oft mit der Abhängigkeit von einem anderen Menschen gekoppelt, um Befriedigung zu erlangen – man teilt nicht die Befriedigung, sondern ist abhängig von jemandem, um sie zu erlangen. Daraus entsteht jenes sexuelle Elend, unter dem viele Menschen leiden.

4
Energie und Ladung: Eine erste Übung

Sehen wir uns einmal an, wovon die Rede ist, wenn ich von «Energie» und «Ladung» spreche. Ich weiß, daß es für manche noch immer fraglich ist, ob es so etwas wie «Lebens»-Energie überhaupt gibt. Für meine Zwecke spreche ich über Energie zunächst im Rahmen der physikalischen Definition: als Fähigkeit, etwas zu bewirken. Da gibt es viele Manifestationen: chemische Energie, Hitze, Licht, Elektrizität usw. Jede dieser Formen von Energie übt einen Einfluß auf ihre Umgebung aus. Wenn ich mich in diesem Buch auf Energie beziehe, so spreche ich über die Kraft, die mit dem *Sein* zu tun hat, über eine Energie des Lebendigseins. Es handelt sich um Energie in diesem physikalischen Sinn: daß sie die Fähigkeit hat, etwas zu bewirken. Wenn sie nicht mehr da ist, wird das körperliche System nicht mehr belebt, auch wenn andere energetische Prozesse im Körper noch einige Zeit fortdauern. Dieses Lebendigsein, diese Qualität von *Sein,* ist die Energie, von der ich hier spreche.

Ich werde davon sprechen, wie sie im Körper entsteht, wie sie im Körper eingeschränkt wird, wie sie sich über den Körper hinaus ausdehnt und wie wir sie in verschiedene Richtungen lenken können. Die Bedeutung dieser Übungen liegt darin, daß sie uns helfen, uns selbst zu unserer Befriedigung energetisch neu zu ordnen.

Der Begriff «Ladung» bezieht sich ganz einfach auf das Quantum dieser Energie, das in unserem System vorhanden ist, sei es überall oder in einem bestimmten Bereich. Er beschreibt die Energiemenge in einem System, ungeachtet der emotionalen Färbung der Ladung; d. h. ob wir sie Mißmut, Ärger oder Wut nennen, hängt von der Ladung ab. Ladung ist also Intensität, nicht Färbung. Auf der sexuellen Ebene führt eine niedere Ladung zu Langeweile, zu Mangel an Lust.

Übung 1: Diese Übung, die Sie in Berührung mit der Ladung bringt, ist eine Basisübung, und zugleich ist sie auch eine Übung für Fortgeschrittene. Sie können sie auf jeder Stufe des Lernens anwenden, und Sie werden immer einen Gewinn davon haben.

Bringen Sie sich entweder mit einem Partner, dem Sie vertrauen, oder allein zu einer so hohen Ladung, wie es Ihnen möglich ist, einschließlich der Genitalien, ohne zum Höhepunkt zu kommen und ohne Ihre Muskeln anzuspannen (das Anspannen wird als Zusammenziehen bezeichnet; siehe 8. Kapitel). Vor allem, wenn Sie masturbieren, sollten Sie zu einem Punkt der Ladung oder Erregung kommen, der kurz vor der unvermeidlichen Auslösung des Orgasmus liegt, dann aufhören und eine Stunde lang warten – wiederum ohne körperliche, emotionale oder mentale Kontraktion. Bleiben Sie entspannt und hingegeben. Richten Sie Ihre Aufmerksamkeit auf die Energie in Ihrem Körper (und über Ihren Körper hinaus, wenn Sie wollen) und erlauben Sie dieser Energie, sich so frei wie möglich zu bewegen. Liegen Sie still oder bewegen Sie sich. Sie können Laute äußern, singen oder tanzen. Nach einer Stunde können Sie zum Höhepunkt kommen, wenn Sie wollen.

Mit dieser Übung bewirken Sie – zusätzlich zur Ladung der Genitalien – eine Steigerung der gesamten Energie in Ihrem Wesen. Durch das Anheben des Energieniveaus und das Verharren auf diesem Niveau über einen gewissen Zeitraum erweitert sich Ihre Fähigkeit, Ladung zu halten. Das bedeutet, daß Sie mit mehr Genuß und für längere Zeit sexuell erregt sein können, bevor der Reflex des Orgasmus eintritt; und der Orgasmus selbst wird ekstatischer.

Ich erinnere mich, daß ein Teilnehmer einer Gruppe in Australien einmal fragte: Wie kannst du das *aushalten?* Als sei es eine Folter, mit all der Energie, die sich in mir bewegt, herumzulaufen. Das wäre es sicherlich, wenn ich mich anspannen würde, um mich gegen die Energie zu wehren. Wenn ich mich jedoch entspanne und zulasse, daß sie sich bewegt, so dehnt mich die Energie in einer Weise aus, die in sich selbst orgastisch werden kann. Ich kann meine energetischen Grenzen ausdehnen; ich kann mich daran gewöhnen, mehr Energie in mir zu behalten, indem ich aufgeladen *und* entspannt bleibe, während ich die Entladung hinauszögere. Wenn ich so vorgehe, kann ich immer höhere Stufen der Erregung und des Genusses erreichen.

Es ist wahr, daß eine hohe Ladung manchmal als nicht angenehm, sondern vielmehr als Unbehagen empfunden wird. Diejenigen, denen eine hohe Ladung unangenehm ist, erleben im allgemeinen die sexuelle Begegnung weniger als Genuß denn als einen Vorgang, der sie von innerem Druck befreit. Sie wollen nicht viel Zeit – oder gar keine Zeit – dafür aufwenden, diesen Druck zu verstärken, denn so würden sie jede Steigerung des Energieniveaus empfinden. Sie wollen das, was sich bereits angesammelt hat, entladen (oder unterdrücken). Meist wünschen sie häufigen Verkehr – kurz, aber häufig –, um das Energieniveau ihres Systems relativ niedrig zu halten. Angesichts unserer kulturellen Verhaltensmuster und unserer Sexualerziehung kann man annehmen, daß diese Art von Erfahrung die übliche ist. Der Gedanke, eine Aufladung über einen ziemlich langen Zeitraum auszuhalten oder Ladung aufzubauen, ohne sie sofort zu entladen, mag manchen seltsam erscheinen. Es ist jedenfalls eine Tatsache, daß manche dies als unangenehm empfinden, weil sie bereits an der Grenze dessen sind, was sie an Energie normalerweise halten können (siehe Ausführung Seite 61ff). Natürlich ist es relativ: was ich als hoch empfinde, kann Ihnen niedrig erscheinen. Aber wir alle können das Quantum an Energie steigern, das wir zu halten vermögen, während wir gleichzeitig entspannt bleiben; wir können eine Art von energetischem Tonus erzeugen, der uns eine immer intensivere Erfahrung von Hingabe, Genuß und Befriedigung ermöglicht.

Diese Übung steigert uns immer und immer wieder bis an die Grenze dessen, was wir *jetzt* halten können (ohne zu entladen), und sie fordert uns dazu heraus, eine gewisse Zeitlang entspannt dort zu verharren.[1] Die Energie ist immer noch im System, ob wir uns ihrer bewußt sind oder nicht. Während der Pause kann sich die Energie von den Genitalien aus zerstreuen und das Energieniveau im ganzen Körper heben. Später, wenn Sie zum Höhepunkt kommen wollen, beginnen Sie zwar von neuem, aber von einer Startposition aus, die höher liegt als das Energieniveau, auf dem Sie normalerweise beginnen. Die Energie ist in Ihrem System; wenn Sie sie also erneut in Ihre Genitalien ziehen, wird dabei mehr Energie mitgezogen, und weil Sie nun über eine größere Kapazität verfügen, werden Sie höher kommen als zuvor. Das bedeutet, daß Sie mit zunehmender Übung voller Genuß immer mehr Zeit auf einem immer höheren Energieniveau verbringen können. Nach einiger Praxis (*nicht* mechanisch, nicht Haken A in Öse B) kann sich dies zu einer Erfahrung entwickeln, die *Ruhen im Tal des Orgasmus* heißt.

5
Verwirrungen der Liebe

Ich persönlich werde nervös, wenn ich so viele Seiten über Sex lese, ohne daß dabei die Liebe erwähnt wird. Liebe ist ein Mysterium, um das sich tausend periphere Interpretationen ranken. In gewisser Weise handelt dieses Buch fast nur von Liebe – von den Schmerzen, die wir auf der Suche nach ihr erleiden, von den Verwirrungen darüber, was sie wirklich ist, und von der Art und Weise, wie man zu bewußterem Lieben gelangen kann.

Ich kann sagen, daß Liebe ein Mysterium ist; ich kann sogar einen großen Teil jener tausend Definitionen aufzählen. Dennoch werden Sie wahrscheinlich bereits «wissen», was Liebe ist. Sie werden sich vielleicht sogar ärgern, wenn ich sage, daß darüber einige Verwirrung in Ihnen herrscht.

Jedenfalls ist es jetzt meine Aufgabe, Sie – ein bißchen – zu verwirren, um Ihre festgelegten Vorstellungen von Liebe aufzuscheuchen und sie erst einmal hierhin und dorthin irren zu lassen, bis sie einen neuen Platz gefunden haben. Einer meiner besten Lehrer, Dr. Milton Erickson, der Hypnotherapeut, pflegte zu sagen: So lange man nicht bereit sei, über das verwirrt zu sein, was man bereits wisse, könne man nichts Größeres, Besseres oder Nützlicheres lernen.

6
Der Energiekörper

Vom energetischen Standpunkt aus sind Grenzen etwas Willkürliches und Erlerntes. Obwohl wir energetisch nicht vom Ganzen getrennt sind, lernen wir, «gefühlte» Trennungen zu schaffen. Wir können bei der Haut «aufhören», oder irgendwo abwärts, oder wir können uns in den Kopf oder hinter die Augen zurückziehen. *Wo* wir uns getrennt fühlen, hängt davon ab, was wir gelernt haben. Die Frage ist immer: Wieviel eigene Entscheidungsmöglichkeit haben Sie? Wo möchten Sie leben?

Als erstes sollten Sie sich – nur in Ihrer Vorstellung – daran erinnern, daß Energie und Materie nicht verschiedene Dinge sind. Materie ist eine sehr dichte Form von Energie. Auf der Ebene, auf der dies wahr ist, gibt es keine Grenzlinien, keine Getrenntheit, keine Objekte – nur Variationen der Dichte. Energetisch hören wir also nicht an der Haut auf. Das ist nur unsere kulturelle Meinung; aber nicht alle Kulturen teilen diese Meinung. Auf der Ebene der Quantenphysik ist es nicht wahr, und es ist auch der Erfahrung nach nicht wahr. Wenn jemand auf Sie zukommt, fühlen Sie sich, lange bevor er tatsächlich Ihre Haut erreicht hat, auf eine gewisse Weise «berührt». Schon in einer Entfernung von einem Meter empfinden wir den anderen als gefährlich oder peinlich nahe; es ist jemand «in mich» hereingetreten. Der Grund dafür liegt darin, daß wir außer unserer körperlichen Haut auch noch eine energetische Haut oder Begrenzung haben. Die Haut dieses Energiekörpers wird üblicherweise als der «zulässige» soziale Abstand von einem halben bis einem Meter erlebt, aber bei manchen Menschen kann er gewohnheitsmäßig mehrere Meter betragen.

Übung 2: **Beobachten Sie, wie Ihr Energiekörper sich je nach Situation und Ereignis ausdehnt und zusammenzieht. Wenn Sie dasitzen und dies lesen: wie weit reichen «Sie»? Oder wenn Sie das nächste Mal am Bankschalter Schlange stehen? Oder wenn Sie auf dem Land spazierengehen? Oder wenn Sie sexuellen Verkehr haben? Gibt es einen Augenblick, in dem Sie das Gefühl haben, daß Sie endlos weit reichen? Beobachten Sie die Veränderung des Raumes, den Sie einnehmen, wenn Sie sich vorstellen, in der Schlange zu stehen, spazieren zu gehen oder sexuellen Verkehr zu haben.**

Es ist dieser Energiekörper (oder das Energiefeld), den zu bewegen wir lernen werden. Zunächst ist es eine Hilfe, wenn Sie einige direkte Erfahrungen machen, daß da tatsächlich etwas ist, wie geheimnisvoll es auch sein mag.

Übung 3: **Reiben Sie Ihre Hände heftig aneinander, auch die Finger und Daumen von der Wurzel bis zur Spitze.**

Das «lädt» Ihre Hände auf. Reiben ist eine der Möglichkeiten, um die Energie dorthin zu leiten, wo Sie sie haben wollen, in diesem Fall in Ihre Hände; wenn Sie also aufhören zu reiben, haben Sie mehr Energie in den Händen als zuvor. Der Kontrast verstärkt Ihre Wahrnehmung, daß da ein *Etwas* ist.

Ruhen Sie aus. Bewegen Sie Ihre Hände ein wenig auseinander und fühlen Sie den Raum dazwischen. Wahrscheinlich werden Sie einen Unterschied spüren. Was fühlen Sie? Wenn Sie den Raum leicht zusammendrücken, etwa so, als würden Sie Akkordeon spielen, wird die Energie dichter, und Sie wer-

den sie besser spüren. Dehnen und verdichten Sie die Energie – lassen Sie sie pulsieren.

Eines der Dinge, die wir lernen werden, ist dieses Verändern der Dichte, die Pulsation des gesamten Energiekörpers, anstatt nur jenes Feldes, das Ihre Hände umgibt. Sie empfinden vielleicht einen leichten Druck oder ein Prickeln oder eine stärkere Dichte zwischen Ihren Händen, oder vielleicht auch ein ganz besonderes, eigenes Gefühl. Was immer Sie empfinden mögen, es ist jedenfalls die Art, wie Sie beginnen, Energie wahrzunehmen; darum geht es. Sie ist in Ihrem Körper und in seinem Umfeld verteilt, je nach Ihren Gewohnheiten der Aufteilung.

Die Russen behaupten, daß sie dieses Feld bereits messen können, und sie nennen es den «biologischen Plasmakörper»[1]. Sie sagen, er sei genau das, was die Physiker Plasma nennen, d.h. ein elektrisch neutrales, hoch ionisiertes Gas, das aus Ionen, Elektronen und neutralen Partikeln besteht. Diese Partikel sind so nahe daran, reine Energie zu sein, daß sie sich, wie das Elektron, als Partikel oder als Wellen verhalten, je nach der Vorrichtung, die wir verwenden, um sie wahrzunehmen.

Übung 4: **Nehmen wir an, daß das alles nicht unbedingt verrückt ist. Spüren Sie auf imaginative Weise nach, wie weit Ihr Feld reicht. Wenn Sie keine direkte Empfindung bekommen, können Sie Ihre Vorstellungskraft zu Hilfe nehmen. Wie weit reichen Sie über die Grenzen Ihrer Haut hinaus? Einen halben Meter? Einen ganzen Meter? Fünf Zentimeter? Falls Sie überhaupt nichts spüren, richten Sie Ihre Aufmerksamkeit hinaus in den Raum oder unter Ihre Haut. Reicht Ihr Feld nach vorn weiter als nach hinten? Nach oben weiter als nach unten in den Boden?**

Ihre Energie kann dicht oder diffus sein.

Übung 5: **Prüfen Sie in der Vorstellung die Dichte Ihres Feldes. Ist es «dicker» als die Luft um Sie herum? (Erinnern Sie**

sich daran, daß «Sie» bis zum Rand Ihres Feldes reichen.) Ist es dünn wie Nebel? Oder wie ein feines Gewebe? Erscheint es Ihnen dünner als die Luft jenseits des Feldes? Fühlen sich in Ihrem Körper bestimmte Bereiche dichter an als andere?

Auch Felder dehnen sich aus und ziehen sich zusammen.

Übung 6: **Stellen Sie fest, welche Bewegung in Ihrem Feld möglich ist. Gehorcht das Feld Ihren Absichten? Reagiert es, wenn Sie fragen, was es tut? Stellen Sie sich einen wütenden Gorilla vor, der aus seinem Käfig ausbricht und auf Sie zustürzt. (Hat sich Ihre Energie zurückgezogen? Wohin?)**

Unter optimalen Bedingungen reicht Ihr Energiekörper so weit hinaus, wie es Ihnen angenehm ist; er ist angemessen dicht, und er dehnt sich aus und zieht sich zusammen, sanft wie der Atem. Das Pulsieren des Feldes erzeugt Genuß, eine Art von Harmonik oder Oberton des Seins. All dies variiert in seiner spezifischen Ausprägung in Entsprechung zu Ihnen und Ihrer Situation.

Leider funktioniert niemand Tag für Tag in dieser Weise. Wir haben in reichlichem Maß energetische Muster aufgebaut, und deshalb pulsieren wir kaum und möchten nicht allzu lebendig sein. Jedenfalls gilt das für die meisten von uns. Haben Sie jemals die Erfahrung gemacht, daß Sie sich ohne Grund, ohne Erklärung einfach wohlfühlten, einfach glücklich waren? Oder denken Sie, daß dies nur möglich wäre, wenn sich etwas ändern würde? Der Genuß, der diesem Pulsieren entspringt, braucht keinen Grund, sondern lediglich genügend Vertrauen in den Augenblick des Lebens, um das Pulsieren entstehen zu lassen.

Wenn jemand wie Jesus sagt: «Das Königreich Gottes ist in dir», so ist das kein Scherz. Das Leben selbst ist in uns, und es steht immer zur Verfügung. Es geht nur darum zu lernen, wie man sich dafür öffnet, wie man die Faust, die uns in scheinbarem Getrenntsein hält, dazu bringt loszulassen. Es gibt zwei Gründe, weshalb diese Art des Öffnens so schwierig ist. Einerseits ist es wirklich nötig, daß wir zuerst lernen, die Grenzen aufzubauen, die uns das Gefühl des Getrenntseins geben. Aber andererseits wurde uns dies von Menschen beigebracht, die selber nie den nächsten Schritt gelernt haben, der darin besteht, diese Grenzen wieder loszulassen und dabei bewußt zu bleiben, oder die Grenzen mit der Bewegung des Ganzen pulsieren zu lassen. So geschieht es, daß wir mit dem Erlernen der Abgrenzung auch Gewohnheiten lernen, die unsere Entscheidungsfähigkeit einschränken.

7
Energetische Gewohnheiten

Gewohnheiten sind eine Art Kurzschrift des Verhaltens. Sie haben Gewohnheiten beim Autofahren. Sie müssen – glücklicherweise – nicht über jede Bewegung nachdenken; das wäre ermüdend und gefährlich. Energetische Gewohnheiten entstehen aus derselben Art von wiederholten Reaktionen auf die Lebensumstände. Als Kinder erleben wir bestimmte Situationen, die einen bestimmten Umfang an Erfahrung, Verhalten und Reaktion erfordern oder gestatten. Wir kommen zu dem Schluß, daß dies der Umfang ist, den das *Leben* erlaubt (selbst wenn nur Mami oder Papi oder Tante Frieda es erlauben). Wir legen uns ein Reaktionsmuster zu, als würde diese Situation immer weiter bestehenbleiben, nachdem Mami und Papi und Tante Frieda längst nichts mehr zu sagen haben.

Viele Leute fahren Auto, wobei die vertrauten Bewegungen ihren individuellen Stil enthüllen. Jeder von uns hat eine bestimmte Spanne von Fahrverhaltensweisen. Manche sind angemessen; manche sind gefährlich; manche sind langweilig. Wenn Ihnen Ihr Fahrstil sehr wichtig ist, gehen Sie zu Spezial-Fahrkursen, durchbrechen schlechte Gewohnheiten und bauen bessere auf; Ihr Fahrstil erhebt sich über die Geschicklichkeit hinaus zur Eleganz.

Wie ist es jedoch mit der Sexualität und mit dem Leben? Wenn

Sie noch nicht den ganzen Umfang, die ganze «Bandbreite» dessen gelernt haben, was menschlich zu sein bedeutet, können auch Sie langweilig oder gefährlich, beziehungsweise gelangweilt oder gefährdet sein. Als Sie aufwuchsen, haben Menschen und Ereignisse Ihnen beigebracht, die Bewegung Ihrer Energie, das Leben, das in Ihnen war, einzuschränken. Sie sind von energetischen Mustern eingeengt, über die Sie nichts wissen und die darüber entscheiden, was Sie denken, daß Leben sei. Sie setzen die Grenzen, wieviel Leben Sie kennenlernen können, wieviel Genuß Sie erfahren können, wie leidenschaftlich Sie reagieren können. Das ist so, als würde man einen Ferrari bekommen und ihn für einen VW Käfer halten.

Sie können lernen, selbst zu entscheiden, was Sie mit Ihrer Energie machen wollen. Dazu gehört auch, daß Sie sich Ihrer energetischen Gewohnheiten bewußt werden und die «energetischen Muskeln» entwickeln, um sich von diesen Gewohnheiten befreien zu können. Die willentliche Verteilung der Energie ist viel einfacher, als Sie vielleicht denken mögen.

Ich möchte Sie daran erinnern, daß Sie ein energieerzeugendes System sind. Sie nehmen Luft und Nahrung auf, und in all Ihren winzigen zellulären Öfen oxydieren Sie den Treibstoff und erzeugen alle Arten von Energie: chemische Energie, mechanische Energie, Hitze – und, soweit wir das sagen können, sogar eine Art von Licht-Energie. Alle diese Formen von Energie können ohne Leben auftreten. Doch die Zelle selbst ist in gewisser Weise *lebendig*. Die Ausdehnung dieser Lebendigkeit in ihre Umgebung hinaus nennen wir den *Energiekörper.* Das ist der Stoff, den wir bewegen und in verschiedene Richtungen lenken werden. Wenn diese Energie auf neue Weise bewegt wird, verändert sich zugleich die Art und Weise, wie Ihr Körper arbeitet, wie Ihr Geist arbeitet und wie Sie Ihr Sein erleben.

$E = mc^2$ ist eine absolut grundlegende und zutreffende Aussage in diesem Zusammenhang.[1] Als Einstein 1905 seine berühmte Gleichung aufstellte, löste er damit Verschiebungen der Weltsicht aus, mit deren Folgen wir es noch immer ganz aktuell zu tun haben. Manche Leute lehnen die Folgerungen aus Einsteins Erkenntnis völlig ab. Im neunzehnten Jahrhundert war die Physik – unsere Art zu verstehen, wie die Dinge aufeinander einwirken – ausgesprochen deterministisch, und alle Dinge wurden als für sich stehend und materiell betrachtet. Atome (falls sie überhaupt existierten) galten als winzige Bällchen, die in einer sehr Newtonschen Weise gegeneinanderstießen. Lebende Kreaturen endeten an der Haut, eine jede abgegrenzt und für sich stehend wie Atome. Aber jetzt leben wir im zwanzigsten Jahrhundert, und unsere Physik hat sich in verwirrende neue Gebiete ausgedehnt. Wir beginnen zu erfahren und zu beschreiben, daß und wie die Dinge auf eine ganz andere, viel aufregendere – und oft beunruhigendere – Weise funktionieren und wirken.

In einem Sinn, der realer ist, als wir es üblicherweise empfinden, gibt es keine Grenzlinie zwischen Ihnen und mir, zwischen Ihnen und der Sie umgebenden Luft, zwischen Ihnen und dem Boden, zwischen Ihnen und Ihrem (Ihrer) glückselig und schmerzlich Geliebten. Natürlich erlebt jeder von uns Abgegrenztheit. Aber *wie* Sie sich selbst als abgegrenzt erfahren, unterscheidet sich davon, wie ich mich abgegrenzt fühle, wie Ihr Chef, Ihre Mutter, Ihr Liebespartner sich abgegrenzt fühlen. Manche Menschen erleben ihr erlerntes Abgegrenztsein so ähnlich wie ich (oder Sie), aber eines jeden Erfahrung ist anders, und eines jeden Erfahrung ist etwas *Gelerntes*. Wenn wir geboren werden, erleben wir uns noch nicht als abgegrenzt. Margaret Mahlers Forschungen lassen darauf schließen, daß die psychologische Geburt des Kindes – dieses Erlernen des Gefühls der Abgegrenztheit – ein stufenweiser Prozeß ist, der normalerweise drei Jahre dauert.[2] Einige der Erfahrungen, die uns am meisten aus der Fassung bringen, machen wir dann, wenn wir mit jemandem verschmelzen, der energetisch nicht wirklich «da» ist. Das kann zu einer sehr erschreckenden Vorstellung führen, wie das Leben sei – leer und leblos. Manche sind mit diesem Schrecken schon sehr früh konfrontiert, möglicherweise sogar schon im Mutterschoß. Ich habe einen Freund und Kollegen, der es, wie er mir erzählte, so einrichtete, daß er zu früh geboren wurde, um dieser Situation zu entfliehen. Dieser Mutterschoß war kein guter Platz für ihn gewesen.

Vom Standpunkt der Quantenmechanik aus ist jeder von uns ein Energie-Geflecht, eine energetische Verdichtung innerhalb des Ganzen. Dieses Geflecht verfügt über mehr oder weniger Bewußtheit – und *das* ist wirklich ein Mysterium. Daß wir lernen, Grenzen aufzubauen, ist ein Teil unserer Bewußtheit.

Übung 7: **Schließen Sie Ihre Augen und richten Sie Ihre Aufmerksamkeit nach innen. Stellen Sie fest, welche Teile Ihres physischen Selbst, Ihres Körpers, Sie spüren können. Können Sie Ihre Füße spüren? Das Innere Ihrer Füße? Die Knochen darin? Ebenso die Arme, das Becken, den Mund, die Wirbelsäule? Welche Teile können Sie überhaupt spüren? Welche Teile sind nur irgendwie geisterhaft da? Wo in alledem sind Sie? Woher kommt diese Bewußtheit, deren Stimme in Ihnen spricht?**

Meistens lautet die Antwort auf die letzte Frage, daß die Stimme im Kopf zu hören sei. Ist dies der Ort, wo «Sie» leben? Wenn man sich in den Kopf plaziert, schafft dies willkürliche Grenzen – es wurde die Entscheidung getroffen, daß «Sie» da oben in Ihrem Schädel zu wohnen haben. Diese Grenze, die Kopf und Körper trennt, schneidet Sie vom größeren Teil Ihrer Erfahrung, Ihrer Gefühle, Ihrer Wahrnehmungen, sogar Ihres denkenden Geistes ab.[3] Auf diese Weise bleibt ein großer Teil Ihrer selbst unbewohnt und unbeachtet. Wir schaffen solche Grenzen in verschiedenen Bereichen unseres physischen Körpers und in dem Raum, der ihn umgibt. Einige davon halten wir unverrückbar an ihrem Platz fest; anderen erlauben wir, sich zu bewegen. Sie können mit einigen der Grenzen, die Sie außerhalb Ihres Körpers aufgebaut haben, in Berührung kommen, indem Sie sich fragen, wie Sie sich fühlen – und was Sie tun –, wenn vier *andere* Leute mit Ihnen zusammen einen Lift betreten.

Die meisten von uns wissen natürlich nicht, welche energetischen Gewohnheiten sie haben oder wie sie uns einschränken. Manche Menschen halten sich direkt hinter ihren Augen auf; andere sind irgendwo draußen hinter der Hintertür – ein «Ich», das überhaupt nicht im Körper anwesend ist. Andere wiederum sind überall, nur nicht in ihrem Kopf. *All dies sind erlernte Grenzen.*

Jede der hier vorgestellten Übungen ist eine Einladung, den ganzen Raum einzunehmen, den ganzen Körper zu bewohnen, Ihre erlernten und Sie einschränkenden Grenzen neu zu ordnen, so daß Sie mehr Raum haben, um zu *sein* – eine Einladung, Ihre Ganzheit in Besitz zu nehmen.

Übung 8: **Wählen Sie ein Zimmer, in dem Sie sich wohlfühlen. Dies ist die Grenze, mit der Sie üben werden. Stellen Sie sich in die Mitte des Zimmers (später werden Sie das überflüssig finden, aber am Anfang ist es eine Hilfe). Lassen Sie Ihren Blick durch das Zimmer wandern, um ein körperliches Gefühl für den Raum zu bekommen. Dann füllen Sie ihn aus. Füllen Sie ihn mit sich selbst aus. Stellen Sie es sich vor, visualisieren Sie es, sagen Sie es, tanzen Sie es, fühlen Sie es, tun Sie es. Tun Sie alles, was Ihnen dabei hilft. Wenn Sie den Raum so sehr angefüllt haben, wie es Ihnen im Augenblick möglich ist, bringen Sie Ihre Energie zurück, lassen Sie sie nun sich um Sie herum ausbreiten, bis Sie sich von sich selbst – von Ihrem Energiekörper – wie eine Kugel etwa im Durchmesser von einem Meter umgeben fühlen. Lassen Sie Ihr Feld so weit in den Boden und nach oben dringen, wie es vorn, hinten und seitlich reicht. Achten Sie darauf, daß mit dem Zuführen der Energie ein Gefühl von größerer Dichte entsteht. Sie werden es sehen oder fühlen oder hören oder schmecken – auch das ist eine Frage Ihrer Vorlieben. Wenn Sie die Energie in Ihr umgebendes Feld gelenkt haben, halten Sie sie dort und bewegen Sie, wenn Sie wollen, seinen Rand ein wenig nach innen und außen; geben Sie sie dann frei, bis sie das ganze Zimmer ausfüllt. Diesmal wird es leichter sein. Beachten Sie die Sinnesempfindungen, die diese Ausdehnung Ihrer selbst in den Raum begleiten. Ziehen Sie dann Ihre Energie zu Ihrem Körper zurück. Achten Sie darauf, daß sie jetzt noch dichter ist als zuvor. Es kann sein, daß sie an einer bestimmten Stelle des Zurückziehens Widerstand bietet. Fühlen Sie diesen elastischen Widerstand – der danach**

drängt, daß Sie sich ausdehnen. Halten Sie die Energie an diesem Punkt, ohne sich anzuspannen; ziehen Sie die Energie noch ein wenig mehr heran; halten Sie sie und bewegen Sie den Rand des Feldes ein wenig – fünf bis zehn Zentimeter – vor und zurück, wie das sanfte Aufplustern eines Vogels. Lassen Sie los und überlassen Sie sich wieder der Ausdehnung.

Sie können diese Bewegung wiederholen, so oft Sie wollen. Versuchen Sie es mit demselben Ausdehnen/Zusammenziehen in verschieden großen Spielräumen. Das gibt Ihnen die Möglichkeit, verschiedene Grenzen auszuprobieren. Je mehr Sie üben, Ihre Energie – Ihr Selbst – auf diese Weise zu bewegen, desto leichter wird es Ihnen fallen und um so dichter wird das Feld werden, das Sie aufbauen können. Aikido bietet eine Variante dieser Übung, wobei man folgende Anweisung erhält:

Dehnen Sie Ihre Energie so weit aus, daß sie den gesamten Raum und die gesamte Zeit umfaßt. Dann ziehen Sie Ihre Energie in sich zurück in einen Punkt. Lassen Sie den Punkt verschwinden. Wiederholen Sie das.

Ein so großer Energie-«Kolben» erzeugt viel Kraft. Selbst wenn es oberflächlich betrachtet als unmöglich erscheinen mag – versuchen Sie es. Schauen Sie, wie groß Sie Ihr Universum werden lassen können, wie groß Sie sich selbst werden lassen können. Wenn Sie das gesamte Raum- und Zeit-Universum füllen können – welche Trennung gibt es dann zwischen Ihnen und dem Leben? Diese Grundübung hat eine dreifache Wirkung – ob Ihre erwählte Grenze nun das Universum ist oder Ihr stilles Kämmerchen. Sie vermittelt Ihnen die Wahl Ihrer gewünschten Grenzen, sie stärkt Ihre energetischen Muskeln, und sie macht Sie mit zwei der drei Arten von energetischem «Atem» bekannt: ein-und-aus und dicht-bis-diffus.

Im nächsten Kapitel werden wir beobachten, wie sich unsere Energie auf natürliche Weise bewegt – ein und aus, auf und ab, sich verdichtend und sich auflockernd – und welche Wirkungen die Entwicklung einschränkender Gewohnheiten in Verbindung mit jeder dieser Bewegungen hat.

8
Der energetische Atem

Es gibt drei Arten von energetischem Atem: ein-und-aus (ausdehnend und zusammenziehend), dünn-bis-dicht und auf-und-ab. Wir wollen uns mit zwei grundlegenden Möglichkeiten befassen, wie man mit einer «etablierten» Grenze umgehen kann – Zügelung und Verdichtung.[1]

Der freie Fluß der Energie ist ein Auf-und-ab- und Ein-und-aus-Pulsieren mit Variationen in der Dichte. Der Energiefluß innerhalb und außerhalb eines lebendigen Menschen ist wie die starken und zugleich feinen Strömungen eines Flusses. Nimmt man alle Bewegungen zusammen, so bildet der Energiefluß eine Spirale – oder eher eine Art Doppelhelix, in der die Bewegung zugleich abwärts und aufwärts geht –, und dabei verdichtet oder verdünnt sie sich je nach Bedarf. Das ist schwer vorstellbar und recht verblüffend, wenn man es beobachtet. Ich finde, daß es weniger schwierig ist, es zu *tun*. Aber nehmen Sie sich einen Augenblick Zeit, um sich diese Bewegung in der DNS-Helix vorzustellen: winzige ineinanderwirkende Ströme, durch die Energie verwandelt und das Fließen bedingt wird.

Der erste Atem

Diejenige Komponente dieser Bewegung, die sich am leichtesten feststellen läßt, ist die Ein-und-aus-Bewegung, also Ausdehnen und Zusammenziehen. Für allgemeine soziale Zwecke dehnen sich die meisten westlichen Menschen energetisch etwa einen Meter weit aus. Das wird als der normale höfliche Abstand empfunden. Manche Menschen plazieren ihre Grenzen jedoch gewohnheitsmäßig weiter nach außen oder weiter nach innen.

Übung 9: **Lokalisieren Sie Ihre gegenwärtige energetische Grenze. Wenn Sie sie nicht spüren oder sehen können, nehmen Sie Ihre Vorstellung zu Hilfe; Sie werden sie wahrscheinlich richtig erfassen. Wie weit außerhalb Ihrer Haut liegt sie? Ist das Ihre übliche Grenze? Verändert sie sich, wenn Sie sich selbst diese Frage stellen? Was für ein Gefühl löst der Gedanke aus, sich in den Raum hinaus auszudehnen?**

Wie ich schon sagte, läßt sich diese Ein-und-aus-Bewegung am leichtesten von allen normalerweise auftretenden energetischen Bewegungen erkennen. Wir sind es gewöhnt, unsere Energie auszudehnen, wenn wir uns in einer Situation wohlfühlen. Wir bewegen uns hinaus, um das Geschehen zu umfassen. Hingegen ziehen wir üblicherweise unsere Energie zurück, wenn wir die Situation nicht mögen – wenn wir uns entfernen möchten. Das Ausdehnen unserer Energie ist also üblicherweise mit Wohlgefühl verbunden, und das Zusammenziehen der Energie ist üblicherweise mit dem Gefühl von Distanz oder Langeweile oder Furcht verbunden.

Bei den meisten Menschen ergeben sich die Bewegungen der Energie als Reaktion auf etwas, das geschieht. Doch es ist wichtig zu verstehen, daß die Bewegungen ihrerseits charakteristische Gefühle erzeugen. Wenn Sie also lernen, Ihre Energie *auch in einer Situation auszudehnen, die Sie nicht mögen,* so lernen Sie zugleich, sich in dieser Situation dennoch wohlzufühlen. Ihre Gefühle können unabhängig vom Geschehen bleiben (in dem Maße, in dem

Sie das wünschen). Sie können diese Unabhängigkeit erlernen, indem Sie das willentliche Bewegen Ihrer Energie üben.

Ebenso reagieren wir auf viele Situationen mit der Gewohnheit des Zusammenziehens; das erzeugt «schlechte», unnötige oder unangenehme Gefühle. Mit diesen Übungen lernen wir, das Zusammenziehen zu vermeiden. Das Zusammenziehen ist ein unausgesprochener Protest. Es geschieht etwas, das wir als bedrohlich empfinden, und wir wollen uns davon entfernen. Wenn wir könnten, würden wir uns körperlich entfernen – aus dem Zimmer, aus der Beziehung, aus der Stadt. Manchmal können wir jedoch nicht weggehen. Viel öfter gehen wir deshalb nicht, weil uns beigebracht wurde, daß wir nicht weggehen dürfen. Wir haben gelernt, statt dessen etwas anderes zu tun. Wir haben gelernt, uns energetisch zu entfernen, uns zusammenzuziehen, weg von dem Geschehen, selbst wenn unser Körper noch anwesend ist. Energetisch sind wir dann mehr oder weniger abwesend. Vergleichen Sie einmal die Lebendigkeit der meisten Kinder (bis zu einem bestimmten Alter) mit der relativen Unlebendigkeit der meisten Erwachsenen.

Übung 10: Es ist sehr wertvoll zu lernen, gegen etwas zu protestieren, was geschieht, ohne daß Sie sich zusammenziehen, weder energetisch noch körperlich. Zunächst mögen Sie es für eine verwirrende oder unzumutbare Idee halten, das, was geschieht, von Ihrer Reaktion zu trennen – das Geschehnis zuzulassen, ohne sich zusammenzuziehen (weil Sie es nicht mögen). Sie können sich irgendeine einfache Situation aussuchen, die Sie nicht mögen, und üben, sich zu entspannen, anstatt sich zusammenzuziehen.

Setzen Sie sich bequem hin. Denken Sie an jemanden, den Sie nicht mögen. Denken Sie daran, wie sehr Sie ihn nicht mögen. Beobachten Sie, welche Teile Ihres physischen Körpers sich als Teil dieses Nichtmögens anspannen. Bleiben Sie bei diesem Gefühl und lassen Sie gleichzeitig die Anspannung los. (Verwenden Sie alle Mittel, die Ihnen zu dieser Entspannung verhelfen: tiefes Atmen, Selbsthypnose, Hampeln wie ein

Hampelmann, in einen Sack schreien). Und weiter so: Lehnen Sie die Person ab, ohne Ihre Muskeln anzuspannen. Protestieren Sie – und entspannen Sie sich!

Obwohl diese Übung einfach ist, hat sie tiefgreifende Wirkungen. Wenn Sie auf diese Weise üben, werden Sie feststellen, daß Ihre «Ablehnung» in dem Maße an Kraft verliert, in dem Sie die Anspannung vermeiden. Experimentieren Sie trotzdem damit.

Übung 11: **Stellen Sie sich vor, daß Sie die Energie des Geschehens in sich selbst aufnehmen.**

Das hat bemerkenswerte Wirkungen. Verzeihen, Vergeben, Großmut sind die Gefühle, die sich mit dieser speziellen energetischen Reaktion verbinden.

Auf ganz natürliche Weise dehnt sich unsere Energie aus und zieht sich zusammen – so natürlich wie der Atem. Wir bauen gewohnheitsmäßige und begrenzende Reaktionsmuster auf. Es gibt Menschen, die ihre Energie gewohnheitsmäßig ausdehnen, und solche, die sie gewohnheitsmäßig zusammenziehen. Wenn eine dieser beiden völlig normalen Bewegungen der Energie zur Gewohnheit wird, hat dies bestimmte negative Auswirkungen.

Wer seine Energie gewohnheitsmäßig zusammenzieht, hat oft kalte Hände und Füße, erschrickt leicht und fürchtet sich ständig ein wenig – eine unbewußte Gewohnheit des Sichfürchtens. Wenn wir uns zu sehr zusammenziehen[2], fühlen wir uns ängstlich, kalt, abgeschnitten, hilflos. Wer diese Gewohnheit des Zusammenziehens hat – wer also ständig ein wenig angespannt ist –, hat Schwierigkeiten, nein zu sagen[3], für sich selbst zu sprechen, etwas zurückzuweisen, Raum einzunehmen; das alles basiert auf dem Gefühl des Widerstands gegen das Ausdehnen (oder auf dem Gefühl, daß es nicht sicher sei, sich auszudehnen). Üblicherweise hat man dann vergessen, wie man sich ausdehnt.

Es ist schwieriger, jenen Menschen, die gewohnheitsmäßig ihre Energie ausdehnen, die Nachteile ihrer Gewohnheit klarzumachen; sie tun es oft, um zu vermeiden, daß sie von zärtlichen

Gefühlen oder Gefühlen der Verletzlichkeit oder Offenheit berührt werden. Wenn wir uns zu weit ausdehnen[4], verlieren wir den Boden unter den Füßen und erzeugen einen «Ballon-Effekt» – wir fühlen uns grandios oder verlieren die Beziehung zu dem Bedürfnis anderer Menschen nach Raum. In der Gegenwart übermäßig ausgedehnter Menschen kann es sein, daß man sich wie in einem Zimmer mit einem überheizten Ofen fühlt. Solche Leute benützen die dauernde Ausdehnung wie ein energetisches Feuer, um andere in Distanz zu halten. Auch ihnen mangelt es an Entscheidungsfähigkeit. Je mehr wir selbst über die Bewegung unserer Energie verfügen können, desto freier sind unsere Reaktionen auf das Leben.

Sowohl Ausdehnung als auch Zusammenziehen sind normal – es sind die zwei Pole des Atems. Es ist wichtig, sich daran zu erinnern, daß das Zusammenziehen ebenso richtig ist wie das Ausdehnen, und daß beides in bestimmten Augenblicken unangemessen sein kann. Sie würden sicher nicht beschließen, nur noch auszuatmen oder nur noch einzuatmen (obwohl manche Leute das versuchen). In einer neutralen Situation pulsiert der energetische Atem gleichmäßig nach innen und nach außen. Wenn dann etwas in unserer Welt geschieht (innen oder außen), mögen wir es, oder wir mögen es nicht. Unbewußt dehnen wir uns aus oder ziehen uns davor zurück. Das Ausdehnen ist angenehm; das Zusammenziehen mag vorübergehend helfen zu überleben. Wenn Sie lernen, über Ihre Energieverteilung selbst zu verfügen, wird die Anzahl der Situationen zunehmen, in denen Sie bereit sind, sich auszudehnen, anstatt sich zusammenzuziehen. Eine kleine Ausdehnung, um das Geschehen einzubeziehen (siehe Seite 48), gibt Ihnen mehr Handlungsfreiheit. Wenn Sie sich von einem Geschehen zurückziehen – um zu vermeiden, daß es Sie berührt oder beeinflußt –, schränken Sie Ihre Verhaltensmöglichkeiten ein. Die meisten Menschen begeben sich in einen negativen Trancezustand, in dem sie überhaupt keine Wahl mehr haben.

Sie können Ihre persönlichen und kulturellen Grenzen überprüfen. In welcher Situation erscheint es Ihnen «richtig», sich auszudehnen – an die Situation heran, in sie hinein oder sie umschließend? Das bedeutet nicht, daß Sie gleich einen Vergewaltiger umarmen sollen. Es bedeutet nicht, daß Sie sich verletzen lassen sollen. Gerade wenn eine Gefahr sich als unvermeidlich erweist, sind die meisten von uns nicht imstande, ganz gegenwärtig zu sein – liebevoll, entspannt, *in* der Situation *und* fähig zum richtigen Handeln. Aber es gibt viele andere Situationen, die wir als unangenehm, langweilig, ärgerlich, ängstigend, traurig stimmend usw. erleben; in solchen Situationen können wir damit experimentieren, uns ins Leben hinein auszudehnen, anstatt uns in ein «Nein» zusammenzuziehen. Wenn man über diese Entscheidung verfügt, bedeutet dies grundsätzlich, daß die Anzahl von Situationen zunimmt, in denen wir bereit sind, uns im Gleichgewicht zu fühlen und fähig zu angemessenem, wirkungsvollem Handeln zu sein, anstatt innerlich zu gefrieren oder zu explodieren.

Übung 12: **Wiederholen Sie die Übung mit den Grenzen (Übung 8), diesmal vom Standpunkt des Ausdehnens und Zusammenziehens aus. Achten Sie besonders darauf, wie sich Ihre Stimmung ändert, wenn Sie Ihre Energie nach innen und außen bewegen. Halten Sie nicht nach einem «richtigen» Stimmungswechsel Ausschau; richten Sie Ihre Aufmerksamkeit einfach auf das, was ist; jede Erfahrung wird anders sein. Versuchen Sie auch, sich bestimmte «positive» und «negative» («glückliche» und «traurige») Situationen vorzustellen, und beobachten Sie, wie sich Ihre Energie als Antwort darauf bewegt.**

Der zweite Atem

Der zweite energetische Atem geht nach innen-und-außen, aber in einer anderen Dimension; d. h. dazu gehören Verdünnen und Verdichten. Unsere Gewohnheiten des Verdünnens und Verdichtens sind normalerweise schwer von unseren Gewohnheiten des Ausdehnens und Zusammenziehens zu unterscheiden. In Wirklichkeit sind diese Bewegungen untrennbar; wir zerlegen ihre Komponenten nur deshalb, um leichter darüber reden und sie uns vorstellen zu können. Auf diese Weise können wir über die Wirkungen der Veränderung der Dichte reden, die Ihr Feld fein wie Nebel oder dick wie Suppe machen kann.

Wenn Sie Ihren Energiekörper verdichten, schützt er Sie, indem er den Einfluß anderer Systeme «außerhalb» verringert. Z. B. wird der Einfluß der Gefühle anderer, die auf Sie zukommen, verringert. Wenn Sie Ihre Energie verdichten, geschieht es oft, daß andere Sie als mächtig und charismatisch erleben (es sei denn, daß deren Feld dichter und flexibler ist als Ihres).

Wenn Sie Ihr Feld verdünnen, erhöht sich Ihre Sensibilität, und Ihre Wahrnehmung «äußerer» Ereignisse wird intensiviert. Das Verdünnen führt auch zu verstärkter Empathie – d. h., daß Sie die Gefühle anderer Menschen wie Ihre eigenen empfinden. Wenn Sie nicht wissen, daß das, was Sie fühlen, eigentlich zu jemand anderem gehört, kann das sehr verwirrend und bestürzend sein. Manchmal verdünnt jemand sein Feld, um herauszufinden, was andere fühlen, vor allem, wenn er nicht fragen darf. Wie fast jede energetische Gewohnheit wird auch diese in der Kindheit aufgebaut. Wenn z. B. der vierjährige Peter mit einer Mutter (oder einem Vater oder ...) lebt, die darauf besteht, daß «alles bestens ist», während sie ihre Umgebung in alltäglichen Situationen mit unerwarteten Strafgewittern und widersprüchlichen Reaktionen verwirrt, wird Peter die Gewohnheit des Verdünnens erlernen, um die Wahrheit herauszufinden, die er zum Überleben braucht. Da wir niemals hundertprozentig sicher sein können, daß unsere Vermutungen richtig sind, kann dieses Verdünnen zum Zweck, die Vorlieben, Erwartungen, Forderungen anderer intuitiv zu erfühlen, zu Beklemmung oder Paranoia führen. Wenn Sie jedoch mit Menschen zusammen sind, die Sie gern haben und denen Sie trauen, wird Ihre Entscheidung, Ihr Feld zu verdünnen, um mit ihnen zu verschmelzen, energetisch eins zu werden[5], eine breite Spanne von angenehmen Gefühlen hervorrufen, von Wohlbehagen bis Glückseligkeit bis Ekstase. Unter bestimmten Umständen verdünnen viele Menschen ihr Feld, ohne darüber nachzudenken – etwa beim Spazierengehen in einem Frühlingswald.

Trotz der Annehmlichkeiten, die das Verdünnen mit sich bringt, ist es als *Gewohnheit* nicht so erfreulich. Ebenso wie das gewohnheitsmäßige Zusammenziehen macht auch das gewohnheitsmäßige Verdünnen (vor allem in der Verbindung mit gewohnheitsmäßigem Ausdehnen) manchem das Leben schwer; es ist schwierig, sich von anderen abzugrenzen, zu wissen, was Sie selbst fühlen und was Sie selbst wollen, nein zu sagen, eine Meinung zu vertreten, um eine Gehaltserhöhung zu bitten.[6] Als Gewohnheit ist das Verdünnen im täglichen Leben ein Unglück; dazu *fähig* zu sein, ist wunderbar. Menschen, die *unfähig* sind, sich zu verdünnen und zu verschmelzen, haben andere Probleme: Sie fühlen sich so abgegrenzt, daß sie sich gar nicht vorstellen können, was Liebe ist.

Übung 13: **Machen Sie sich die Dichte Ihres Feldes bewußt. Sehen oder fühlen Sie – oder stellen Sie sich vor –, wie dicht oder dünn Ihr Feld ist. Hat es vorn oder hinten mehr Dichte? Oder ist es über Ihrem Kopf dichter als unter Ihren Füßen? Verändert sich die Dichte, wenn Sie sich ihrer bewußt werden? Dehnen Sie sich aus oder ziehen Sie sich zusammen, wenn Sie Ihren energetischen Körper beobachten?**

Ein Mensch, der seinen Energiekörper gewohnheitsmäßig häufig verdünnt, hat oft sehr ausgedehnte Grenzen. Seine Energie ist dünn, reicht jedoch weit – oft zehn Meter weit oder noch weiter. Solch ein Mensch erhält oft das Etikett, «Abgrenzungsprobleme» zu haben. Das ist nicht überraschend, da er energetisch die Erfahrung macht, daß andere «in ihm» herumlaufen – und das ist eine zutreffende Wahrnehmung dessen, was in seinem Energiekörper geschieht. Weil sein Feld so dünn und ausgedehnt ist, hat er wenig Erfahrung mit der emotionalen oder energetischen Abgrenzung gegen andere und weniger Schutz vor ihrem energetischen Einfluß.

Wenn Sie mit dem Universum eins sein wollen, ist die Übung des gleichzeitigen Ausdehnens und Verdünnens Ihres Feldes ein guter Anfang; versuchen Sie es an einem sicheren Ort mit Menschen, denen Sie vertrauen. Die Gefahr liegt im Selbstverlust, in einer mangelhaften Rückkehr zur Abgegrenztheit.

Übung 14: **Die eine Hälfte jener Aikido-Übung, die ich an früherer Stelle erwähnte (Seite 44), besteht darin, Ihr Feld auszudehnen, bis das Universum darin enthalten ist. Es gibt dabei jedoch keine Anweisung, daß das Feld dünn sein muß. Wie dicht können Sie das Universum füllen?**

Die zweite Hälfte der Übung, das Zusammenziehen ins Nichts, führt zu einer gewaltigen Verdichtung des Feldes. Es ist eine Übung, die sehr starke energetische Muskeln ausbildet.

Obwohl das Verdünnen nichts Negatives ist, gibt es so viele unangenehme Auswirkungen des gewohnheitsmäßigen Verdünnens, daß ich sie noch einmal erwähnen möchte: Sie erleben sich als unfreiwillig empathisch (d. h., daß Sie die Gefühle anderer empfinden, ob Sie wollen oder nicht), so daß Sie das Elend anderer als eine Art Gift erleben und sich immer wieder von den Alltagsaktivitäten anderer verletzt fühlen. Für Menschen mit gewohnheitsmäßig dünnem Feld ist es eine übliche Erfahrung, daß sie sich von den starken Gefühlen anderer buchstäblich «getroffen» fühlen. Deshalb werden ihre Reaktionen von anderen, die diese Gewohnheit der Feldverdünnung nicht haben, als sehr extrem empfunden. Die «Verdünner» bekommen oft zu hören: «Nimm es nicht so schwer.» «Sei doch nicht so empfindlich. Ich habe dir doch nichts getan.» Wenn Sie das hören oder es selbst sagen, liegt der Grund oft darin, daß die Person, um die es geht, ein dünnes und ausgedehntes Feld hat, daß sie energetisch verschmolzen ist und deshalb keinen Schutz – keine energetische Abgrenzung – gegen die energetischen Vorgänge hat, die sich in einem anderen abspielen.

Das Verdichten ist im allgemeinen am leichtesten dann zu lernen, wenn die Grenzen nahe beim Körper gehalten werden. Am Anfang wird es Ihnen leichter fallen, Ihr Feld als dicht zu erfahren, wenn Sie es nahe um sich sammeln. Doch hat es in Wirklichkeit nichts damit zu tun, wie ausgedehnt oder zusammengezogen Sie sind. Sie können ein dichtes ausgedehntes oder ein dünnes zusammengezogenes Feld haben – ebenso gut wie das üblichere dünne ausgedehnte Feld oder einen dichten zusammengezogenen Kern im Innern Ihres Körpers, der von einem sehr fein verdünnten, ausgedehnten «Spür»-Feld umgeben ist.

Übung 15: **Wiederholen Sie die Grundübung mit den Grenzen. Richten Sie diesmal Ihre Aufmerksamkeit auf den Prozeß des Verdünnens und Verdichtens. Beobachten Sie, wie Ihr Feld mit jeder Wiederholung der Übung dichter wird. Wenn Sie zu einem dünnen Feld tendieren, sollten Sie diese Bewegung so lange fortsetzen, bis Sie das Gefühl haben, daß Ihr Energiekörper dicht genug ist, um Ihnen Schutz zu bieten. Das ist der «Licht-Körper», der von einigen mystischen Richtungen als Schutz oder Meditation empfohlen wird. Lassen Sie ihn strahlend und dicht werden. Wenn Ihnen das Verdichten leichter fällt, dehnen Sie den Raum aus und üben Sie das Verdünnen. Üben Sie im Freien, falls Sie zu Hause nicht genügend Platz zur Verfügung haben. Legen Sie sich auf eine Wiese und schauen Sie nach oben. Breiten Sie sich bis in den Himmel aus, bis Sie spüren können, was es heißt zu verschmelzen. Kehren Sie dann zu sich selbst zurück.**

Es gibt keine besonderen «praktischen» Nachteile bei einem gewohnheitsmäßig dichten Feld[7]; d. h. in der Welt, wie sie heute ist, erscheint Zusammenziehen angemessen. Wenn man jedoch in einem dichten Feld feststeckt, das zusammengezogen oder komprimiert ist, fühlt man sich stagnierend, gefangen und deprimiert. Auch hier ist wieder die freie Entscheidungsfähigkeit der Schlüssel.

Der dritte Atem

Der dritte energetische Atem bewegt sich auf und ab und hält uns im Gleichgewicht zwischen Depression und Heiterkeit. Auch innerhalb dieser Bewegung gibt es Gewohnheiten und Vorlieben.

Einerseits können Sie Ihr Feld «herunterlassen». Das ist etwas, wozu wir alle fähig sein müssen; es ist diejenige Bewegung, die es uns ermöglicht, zur Erde zurückzukehren, um uns auszuruhen und uns zu nähren. Wenn es jedoch zur Gewohnheit wird, die Energie fallenzulassen, werden Sie einen energetischen Zusammenbruch erleben, der sich in einem Gefühl der Erschöpfung und der Hilflosigkeit ausdrückt. Die Gewohnheit führt – wie alle anderen zum Überleben erlernten und beibehaltenen Gewohnheiten – dazu, daß man das Leben als ständigen Kampf erlebt, in dem man niemals wirklich das bekommt, was man braucht.

Sie fühlen sich mangelhaft genährt und hilflos, und die Rolle, die Sie am besten kennen, ist die des Opfers. Gewohnheitsmäßiger energetischer Zusammenbruch führt schließlich zu einer Art von schlaffer Depression, kompensiert durch die ewige Hoffnung und das Versprechen, «gut sein» zu wollen, auf daß das Leben Sie tragen und nähren möge. Energetisch basiert diese Gewohnheit auf einer Situation – und erzeugt und stabilisiert sie noch dazu –, in der Sie nicht genügend Energie aufnehmen oder festhalten, um auf eigenen Beinen stehen zu können.

Die andere Seite jenes «Atems», zu dem auch der Zusammenbruch gehört, will ich den «Ballon-Effekt» nennen. Dieser energetische Atem zieht die Energie hoch und aus dem unteren Körperbereich heraus – weg vom Boden – und plaziert sie irgendwo in der oberen Körperhälfte in einem ungestützten, eher ausgedehnten und ziemlich dichten Feld. Menschen mit der Gewohnheit, solch einen Ballon-Effekt zu erzeugen, machen oft den Eindruck, sehr energiegeladen zu sein, aber es sitzt alles «hoch oben» – meistens von der Taille oder den Schultern aufwärts. Solche Menschen haben wenig Verbindung mit der Erde; darum gefällt mir das Bild eines Ballons, dessen dünnes Seil zum Boden herunterhängt.

Wie alle anderen Muster der Energiebewegung ist auch dieses sehr nützlich, wenn Sie etwas ganz Bestimmtes tun wollen (jede dieser Bewegungen ist nötig und nützlich). Wenn Sie sehr sorgfältig beobachten wollen, wenn Sie «im Auge behalten» wollen, was um Sie herum geschieht, leitet diese Bewegung eine große

Menge Energie in Ihre Augen. Wenn Sie jedoch Ihre Energie längere Zeit an dieser Stelle festhalten, wird sich wahrscheinlich ein Gefühl des Mißtrauens entwickeln.

Der Ballon-Effekt stellt sich unwillkürlich bei vielen Party-Flirts ein, und zwar wegen der natürlichen Fröhlichkeit, die durch diese Bewegung – am Anfang – ausgelöst wird. Da Menschen, die gewohnheitsmäßig den Ballon-Effekt als Verteidigungsmittel erzeugen, viel Energie «oben» und für die Aufmerksamkeit zur Verfügung haben, können sie sehr charmant sein; eine andere Manifestation ist tyrannisches Verhalten. Aber ob Charmeure oder Tyrannen, in jedem Fall leben sie in der Vorstellung, andere beherrschen zu müssen, um nicht selbst von ihnen beherrscht zu werden. Von diesem Standpunkt des Überlebens aus besteht nicht viel Unterschied zwischen aufmerksam sein und auf der Hut sein.

Manche Menschen erzeugen den Ballon-Effekt – in mäßiger oder mehr als mäßiger Weise – ununterbrochen. Sie tun das, weil sie die Erfahrung gemacht haben, daß sie die Kontrolle über alles, was geschieht, behalten müssen, daß sie ständig alles «arrangieren» müssen, denn sonst werden *sie* selbst arrangiert, kontrolliert, beherrscht – bis zum Verlust ihrer Integrität als Person. Also lenken sie ihre Energie nach oben und außen, um sich zu schützen. Es gibt nur wenige unter uns, denen das Bedürfnis nach dieser Art von Reaktion nicht anerzogen wurde.

Menschen, die ihr Feld gewohnheitsmäßig zusammenbrechen lassen, fühlen sich meistens sehr stark von Personen mit Ballon-Effekt angezogen, weil sie nach jemandem suchen, der sie stützt. Es ist sehr offensichtlich, daß diese Art von Interaktion durch unsere kulturellen Mythen unterstützt, ja geradezu forciert wird: die anlehnungsbedürftige Blumenranke und der starke Turm sind Rollen, denen man nur schwer entkommt. Menschen mit Ballon-Effekt sind von ihrer Rolle als Turm begeistert, sonnen sich eine Weile in dieser Projektion der Vollkommenheit und sagen das, was das Spiel von ihnen verlangt: «Du bist der Mond und die Sterne. Ich werde dich nie verlassen», usw. Aber diese Haltung ist auf beiden Seiten nicht aufrechtzuerhalten, und deshalb schneidet der «Ballon-Mensch» schließlich das Band durch und verschwindet, pfffft, mit dem Sonnenuntergang – aber nicht Hand in Hand... (Ich empfehle Ihnen – ob Sie nun Turm oder Blume sind –, auf das zu achten, was auf beiden Seiten *getan*, und weniger auf das, was *gesagt* wird. Mögen Sie sich als Mond anbieten oder ihn vom anderen erwarten – am Ende werden Sie verwundert oder gekränkt sein, wenn Sie sich auf die Einlösung des Versprechens verlassen.)

Übung 16: **Wählen Sie ein Zimmer, in dem Sie sich gern aufhalten, als Ihre beliebige Grenze. Füllen Sie es mit Ihrem Energiekörper, aber nur von der Taille aufwärts. Wie fühlen Sie sich? Dann versuchen Sie es von den Schultern aufwärts. Vom Nakken aufwärts. Von den Augen aufwärts. Welche Sinneswahrnehmungen und Gefühle verbinden sich mit diesen Extremen des Ballon-Effekts? Experimentieren Sie mit unterschiedlicher Dichte Ihres Feldes, während Sie «über den Dingen stehen». Vielleicht wollen Sie Ihr Feld zusammenziehen, während Sie es oben halten. Empfinden Sie eine dieser Arten von Energieverteilung als beunruhigend vertraut? Oder besonders angenehm?**

Übung 17: **Füllen Sie wieder den Raum, diesmal jedoch von der Taille aufwärts. Was empfinden Sie? Was für ein Gefühl haben Sie in Ihrer unteren Körperhälfte? Lassen Sie, wenn Sie können, Ihre Energie nach unten fließen und sich im Boden verteilen. Was empfinden Sie? Rücken Sie Ihre Energiegrenze noch weiter nach unten, unter die Hüften, dann unter die Knie. Welche Wirkungen spüren Sie? Experimentieren Sie mit einem dünnen Feld und dann mit einem dichten. Fühlen Sie sich in dieser Situation «zu Hause»? Kommt ein bekanntes Gefühl von Erschöpfung oder Einsamkeit oder Verlassenheit über Sie? Vielleicht können Sie es gar nicht erwarten, diese Energiesituation loszuwerden und zu einer angenehmeren zurückzukehren. Falls es so ist, beobachten Sie, wie Sie das machen und was Sie als angenehm empfinden.**

Es macht einen großen Unterschied, ob Sie Ihre Energie durch eine Gewohnheit des Fallenlassens (Zusammenbruch) verlieren, oder ob Sie eine ständige Energieverbindung mit der Erde haben (man nennt das «geerdet»). Das eine führt zu Erschöpfung, das andere zu einem Gefühl von Sicherheit und Vertrauen.

Übung 18: **Wiederholen Sie, um den Unterschied zu spüren, zuerst Übung 17, die Ihnen die Erfahrung des energetischen Zusammenbruchs in Erinnerung bringt; sammeln Sie dann Ihre Energie so, daß sie eine angenehme, ziemlich dichte Hülle bildet. Dehnen Sie diese Hülle in den Boden hinunter aus (vielleicht fünf bis zehn Zentimeter). Achten Sie darauf, was Sie empfinden. Gehen Sie umher, während Sie diese Energieverteilung in die Erde hinab beibehalten. Spüren Sie im Gehen einen Unterschied? Lassen Sie dann – stehend oder gehend – Ihr Feld ein klein wenig dichter werden, unter dem Nabel dichter als darüber. Was empfinden Sie? Verändert sich Ihr Gefühl Ihrer selbst in bezug auf die Menschen oder Dinge im Zimmer?**

Das ist eine ziemlich fortgeschrittene Übung. Machen Sie sich deshalb keine Sorgen, wenn Sie es mehrere oder viele Male versuchen müssen, bis Sie eine Wirkung spüren. Wenn Sie in dieser Richtung noch weitergehen wollen, empfehle ich Ihnen z. B. vorbereitende Übungen aus dem T'ai Chi, die diesen Prozeß des «Erdens» unterstützen.

Den Atem anhalten

Es gibt eine weitere energetische Bewegung, die ähnlich ist wie ein *angehaltener* Atem und die ich Kompression nenne. Kompression ist die Wirkung und zugleich die Ursache (sozusagen wie Henne und Ei, wenn man sich auf einen Ursprung festlegen soll) der meisten Arten von chronischer Depression. Wenn Ihr Feld ziemlich dicht und ziemlich zusammengezogen ist, und Sie sitzen darauf – wenn Sie also auf sich selbst sitzen –, haben Sie eine Kompression erzeugt. Es ist eine gleichzeitige Bewegung des Hinunterdrückens und Hinaufziehens.

Übung 19: **Machen Sie, um die Wirkungen der Kompression gut zu spüren, zuerst ein paar Hampelmannübungen – nicht so viele, daß Sie erschöpft sind, aber genügend, um den Puls und den Atemrhythmus zu beschleunigen. Bleiben Sie dann stehen und atmen Sie ein paar Atemzüge lang normal; ziehen Sie dann die Anus-Muskeln zusammen, spannen Sie den Kiefer an und straffen Sie Ihre Schultern. Vielleicht gefällt Ihnen das gar nicht (oder Sie finden es seltsam angenehm), aber bleiben Sie lange genug in dieser Haltung, um die Empfindungen wahrzunehmen, die zwischen Hals und Becken auftreten. Schütteln Sie sie dann wieder ab, tanzen Sie ein wenig herum und äußern Sie Laute, um sich davon zu befreien.**

So verhält man sich, um etwas durchzustehen. Dafür ist es durchaus geeignet; als Gewohnheit hingegen, vor allem über längere Zeit, erweist es sich als sehr unangenehm.

Für mich gibt es keine andere Art von Energieverteilung, die einen derart üblen Geschmack hat. Sie ist mit Gefühlen von Schuld und Wertlosigkeit oder der Resignation gegenüber einer allzu schweren Bürde verbunden; es ist so, als trüge man die Welt auf den Schultern oder als müsse man sich pausenlos im Märtyrergewand dahinschleppen. Im Rahmen meiner Vorlieben würde ich diese Verteilung *nur dann* wählen, wenn ich alle meine Reserven verausgabt hätte und noch eine Wüste durchqueren müßte. Kompression ist ein Vorgang, den man mit der Vorbereitung zu einem Kampf vergleichen kann: man zieht instinktiv das Blut aus der Vorderseite des Körpers zurück. Sie ist in Situationen angemessen, in denen Sie weitermachen müssen und alle anderen Bewegungen Ihres Seins – Zusammenziehen, Zusammenbrechen oder Ausdehnen – nicht mehr helfen. Dann hilft Kompression, und sie hilft gut. Wenn Sie jedoch darin steckenbleiben, so daß Sie nicht mehr loslassen und sich öffnen können – den Hahn nicht mehr aufdrehen können –, wird das Ergebnis Depression und

Qual sein. Wenn Sie eine große, ungewisse Wüste durchqueren müssen und keine andere Wahl haben, kümmern Sie sich natürlich weniger darum, ob Sie sich wohlfühlen, als darum, einfach zur anderen Seite zu gelangen. Falls Sie jedoch dann, wenn Sie die Oase erreichen, sich weder befreit zu Boden sinken lassen noch Ihre Arme hochwerfen und schreien, können Sie sicher sein, daß Sie feststecken. Den meisten von uns ist diese Reaktion so vertraut, daß es uns schwerfällt, sie bei uns selbst zu erkennen. Es ist unsere zutiefst verwurzelte Gewohnheit der Energieverteilung, und wir sehen sie meistens nicht.

Lassen Sie es mich also anders darstellen. Kompression ist das, was geschieht, wenn Sie sich weder fallenlassen noch sich aufrichten lassen wollen, sich weder zusammenziehen noch ausdehnen wollen. Sie sammeln eine Menge fest zusammengebundener, dichter Energie in der Mitte Ihres Körpers, oft im Torso, vom Beckenboden bis zum Nacken, aber nicht immer. Ein Mensch, der im Zusammenbruch feststeckt, fühlt sich oft auf eine erschöpfte, ausgelaugte Weise depressiv; wer hingegen in der Kompression steckengeblieben ist, erlebt eine Depression eher als schmutzig, knirschend, schuldbeladen, durchdringend und verworren. Das Gefühl, das diese spezielle Energieverteilung begleitet, ist derart gefärbt, daß man sich in der Falle, aber nicht handlungsunfähig fühlt: «Ich kann es ertragen», «Es ist nicht so schlimm.» Wenn man unbewußt diesen Druck «von beiden Seiten» ausübt, fällt es einem schwer, sich mehr Wohlgefühl zu verschaffen, indem man der Energie Bewegung gestattet. (Es würde kaum eine Rolle spielen, ob die Bewegung nach unten oder nach oben, nach innen oder nach außen ginge; jede energetische Bewegung würde einem helfen, sich besser zu fühlen.) Wenn sich die Kompression erst einmal eingenistet hat, bietet sie vor allem der pulsierenden Bewegung Widerstand, die Genuß vermitteln könnte. Gerade, was die Falle aufspringen lassen würde, wird als bedrohlich empfunden.

Der Atem des Lebens

Verdünnen/Verdichten, Ausdehnen/Zusammenziehen und Zusammenbruch/Ballon-Effekt sind normale Bewegungen quer durch ein Spektrum, ganz ähnlich wie beim Atem selbst. In der Kompression fehlt sozusagen das Ausatmen – oder Einatmen. Der Atem wird zwischen Ein und Aus festgehalten, und deshalb ist dieser Zustand so unangenehm. Die Zügelung verhält sich zur Kompression wie Ja zu Nein. Zügelung erzeugt Kraft und Wohlgefühl und Energiereserven. Anders als die Kompression entspringt sie einer flexiblen Stärke, die ein Pulsieren des Feldes erlaubt. Sie ist die Linie zwischen Kontrolle und Preisgabe. Im ersten von Carlos Castanedas Büchern über seine Begegnung mit Don Juan spricht der Schamane über den Pfad des Kriegers. Er sagt, daß sich der Krieger auf der Linie zwischen Kontrolle und Preisgabe bewegt. Die Balance zwischen diesen beiden Aktionen erzeugt den Fluß. Mit jeder unserer Übungen hier lernen wir, uns auf dieser Linie zu bewegen. Wir begeben uns in eine Haltung, für die wir Kontrolle benötigen, um sie aufrechtzuerhalten, und in dieser Haltung überlassen wir uns ihr, geben wir uns ihren Wirkungen hin. Wenn wir lernen, mit diesen zwei Dingen gleichzeitig umzugehen, erzeugen wir eine Situation der Zügelung. Es ist ein bißchen schwierig zu beschreiben, was alles dazugehört, weil wir als Kinder selten damit vertraut gemacht wurden. Statt dessen haben wir gelernt, unsere Energie zu unterdrücken oder explodieren zu lassen.

Übung 20: **Gehen wir davon aus, daß wir eine Grenze gewählt haben (entweder bewußt oder unbewußt), und innerhalb dieser Grenze haben wir das Feld verdichtet, so daß die Energie innerhalb der Grenze dichter ist als die Energie außerhalb. Automatisch entsteht ein Druck, um die Grenze auszudehnen. Lassen Sie zuerst die Ausdehnung zu und genießen Sie das angenehme Gefühl dabei. Ihre Grenze wird so lange zur Ausdehnung drängen, bis innen und außen dieselbe Dichte herrscht.**

Nehmen wir jedoch an, daß Sie kein Interesse daran haben, durch Verdünnen zur Einheit zu gelangen oder mit einer anderen Person in dieser speziellen Weise zu verschmelzen. Nehmen wir stattdessen an, daß Sie diesen Drang nach Ausdehnung aufrechterhalten wollen – daß Sie die Energie *zügeln* wollen. Gleichzeitig wollen Sie sie allerdings weder zusammenziehen noch komprimieren; Sie wünschen sie fließend *und* dicht. Stellen Sie sich vor, daß Sie in Ihrem Energiekörper genügend Muskeltonus haben, um die Grenze ohne Kompression, ohne Zusammenziehen, ohne Ausdehnen, ohne Ballon-Effekt, ohne Verdünnen beizubehalten. Um dies zu ermöglichen, ist es nötig, daß Sie ein Pulsieren erzeugen oder zulassen. Dieses Pulsieren der Grenze ist charakteristisch für das Zügeln.

Wenn Sie ein glückliches, normal funktionierendes einzelliges Lebewesen durch ein Mikroskop betrachten, scheint es zu flimmern. Dieses sichtbare Flimmern wird durch das Pulsieren erzeugt. Das Pulsieren rührt daher, daß die Zelle «sich auf der Linie zwischen Kontrolle und Preisgabe bewegt»; es ist ein Teil der Selbstzügelung innerhalb der Membran, die ihre physische Grenze bildet. Die Zelle zügelt sich selbst innerhalb der Membran *mittels* der Membran, und die Membran pulsiert. Es ist charakteristisch für die Lebendigkeit der Kreatur, daß sie pulsiert. Wenn ihre begrenzende Membran nicht mehr pulsiert, verliert die Membran ihre Flexibilität, und eine unbewegliche Zelle ist bald tot.

Wir haben eine weitaus komplexere Struktur, aber auch wir bestehen aus Grenzen, die von Membranen gebildet werden und von Leben pulsieren – und die pulsieren müssen, um zu leben: der Herzbeutel, die Lungen, die Gedärme (Peristaltik), all die Billionen Zellmembranen und die Haut, welche die physische Grenze des Körpers bildet. Wir können und müssen an einigen oder allen dieser Grenzen pulsieren, obwohl uns das oft ängstigt. Indem wir uns an dieses Hin und Her zwischen Ja und Nein binden, bilden wir Grenzen innerhalb von Grenzen innerhalb von Grenzen. In dieser Übung versuchen wir, eine willentliche energetische Grenze aufzubauen, die unsere physischen Grenzen umfaßt. Wir regen das Pulsieren dieser energetischen Grenze an, und dies wiederum regt das Pulsieren immer tiefer liegender innerer Grenzen an – Anregungen, um auf der Grenzlinie zwischen Kontrolle und Preisgabe entlangzugehen. (Siehe Anhang B.)

Sammeln und verdichten Sie so viel Energie, daß Sie damit spielen können (Sie können dazu die früheren Übungen in diesem Kapitel verwenden). Wählen Sie eine Grenze, die es Ihnen ermöglicht, in Ihrem Feld Elastizität und den Wunsch nach Ausdehnung wahrzunehmen. Lassen Sie zu, daß der Druck Sie ein wenig ausdehnt – etwa zwanzig bis dreißig Zentimeter – und ziehen Sie dann die Energie an ihren früheren Punkt zurück. Lassen Sie wieder die Ausdehnung zu und ziehen Sie die Grenze wieder zurück – immer wieder. Reduzieren Sie dabei nach und nach die Ausdehnung. Beobachten Sie die Empfindungen und Gefühle, die dabei entstehen. Achten Sie darauf, daß Sie den passenden Lauten freien Lauf lassen.

Wenn wir in Harmonie mit uns selbst und unserer Umgebung sind – von der wir energetisch *nicht* getrennt sind, wie Sie sich erinnern werden –, ergibt sich solch ein Pulsieren ganz spontan. Das Üben des Pulsierens hilft uns, auf bewußte Weise die Harmonie wiederherzustellen, mit der die meisten Babies geboren werden und die die meisten Erwachsenen verloren haben.

Das Pulsieren ist ein Charakteristikum der Zügelung, und es ist genußvoll für den Organismus. Zügelung und die Hingabe an das Pulsieren sind die Elemente, die immer höhere Ladungen im Organismus ermöglichen. Wenn Ladung entwickelt und gezügelt wird, erzeugt dies und *ist* in gewisser Weise schon Erregung. Diese Ladung bedingt die Dipol-Situation, den energetischen «Abstand» und «Antrieb», die zum Verlangen nach Vereinigung und zur Fähigkeit dazu führen.

Alle unsere Gefühle und Sinneswahrnehmungen – ob wir sie als Emotionen identifizieren oder nicht – entspringen der Bewegung des Körpers (einschließlich des Energiekörpers). Gefühle sind ihrem Wesen nach rhythmisch und pulsierend, und das bedeutet, daß alle Gefühle angenehm sein können. Ich weiß, daß das eine radikale Behauptung ist. Wir erleben keineswegs alle Gefühle als angenehm, weil man uns beigebracht hat, uns gegen einige davon zu wehren, im allgemeinen deshalb, weil andere sie als unangenehm empfinden. Zusammenziehen und Komprimieren, Blockade im Hals, Blockade im Kreuzbein – so haben wir es gelernt. Das erzeugt eine stehende Welle, die für *Sie* unangenehm ist. Wenn Sie in Panik geraten und schreiend vor dem fliehen, was Sie bedroht, werden Sie diese Energie nicht mehr als «Terror» bezeichnen. Wie Sie feststellen werden (natürlich während Sie weglaufen), ist die Erfahrung dabei ungeheuer genußvoll und befriedigend. Noch einmal: wenn Sie wütend sind und in die Aktion gehen, um das zu ändern, was geändert werden muß, verliert die Energie die Bezeichnung «Wut» in dem Maße, wie Sie eine entspannte, gezügelte Bewegung in sich selbst zulassen. Wut, Angst und Trauer werden als «schlechte Gefühle» etikettiert wegen der Auswirkungen, die das Unterdrücken energetischer Bewegungen nach sich zieht. Andererseits kann jede Gefühlswelle unangenehm werden, wenn man sich gegen sie wehrt – einschließlich des Orgasmus.

Übung 21: **Machen Sie einen Versuch. Ziehen Sie sich im Augenblick des Orgasmus zusammen (oder komprimieren Sie). Äußern Sie keine Laute.**

(Schreiben Sie mir aber keinen Klagebrief, wenn ich recht habe.) Es ist wichtig festzustellen, daß ich hier von energetischer Bewegung spreche, und nicht unbedingt von körperlicher Aktion. Ich liefere keinen Blankoscheck für impulsives Verhalten. Ich lege Ihnen nicht nahe, andere zu schlagen, wenn Sie wütend sind, oder vor allem davonzulaufen, was Sie ängstigt. Ich sage vielmehr, daß es in jeder Situation energetische Alternativen zu Kompression und Zusammenziehung gibt, energetische Alternativen dazu, sich selbst zu verletzen und ein negatives Gefühl dem eigenen Sein gegenüber zu haben. Die Schlüssel zu diesen Alternativen sind Zügelung und Pulsierenlassen. Es ist außerdem hilfreich, auf eine Bewertung irgendeiner dieser energetischen Bewegungen zu verzichten, selbst was die Kompression betrifft. Sie dienen alle positiven Zwecken, auch wenn Sie sich mit jeder von ihnen Probleme schaffen können.[8]

Wir sind eine Ansammlung von Energie innerhalb eines begrenzten Gefäßes. Es ist unsere Verwurzelung in der physischen Existenz, unser körperliches Sein, in simultaner Verbindung mit unserer Fähigkeit zu energetischem Verschmelzen, das jenes Erlebnis ermöglicht, das wir Orgasmus nennen. Energetisch können Sie dem Gefäß Ihre eigenen Grenzen setzen und Energie darin festhalten oder es nach Wunsch auflösen. Ohne Zügelung kann sich die Energie nicht richtig sammeln; in diesem Fall läuft man Gefahr, in Frustration steckenzubleiben, weil man nicht genügend Energie gesammelt hat oder nicht weiß, wohin damit, oder weil sie abfließt oder weil man sie außerhalb und innerhalb niemals völlig freigeben kann.

Wenn wir uns ein ideales menschliches Gefäß vorstellen sollten – obwohl es wie beim Boyleschen Idealen Gas kein «ideal» gibt –, so wäre dieser ideale energetische Behälter unendlich ausdehnbar, unendlich zusammenziehbar, unendlich verdünnbar, unendlich verdichtbar, mit Grenzen von stahlharter Festigkeit bis zu nebelhafter Durchlässigkeit. Das Wunder liegt darin, wie nahe wir diesem Spielraum kommen können.

9
Das Steuern der Energie

Die Lebensenergie, mit der wir es hier zu tun haben, hat die Eigenschaft zu fließen, ebenso wie der elektrische Strom in einer Leitung. Und wie der Strom in der Leitung trifft sie auf Widerstand. Dieser Widerstand beruht auf der Struktur der Leitung und darauf, daß diese Struktur die Richtung bestimmt, in der die Elektrizität fließt. Eine rostige Leitung verhindert das Fließen.

Der Widerstand gegen das Fließen, auf den wir in unserem Körper treffen, ist zum Teil der natürliche Widerstand der Form gegen Veränderung und zum anderen Teil der Widerstand aus der Erfahrung. Einige unserer Erfahrungen lehren uns, uns dem Leben gegenüber zusammenzuziehen – genaugenommen uns selbst gegenüber, um uns selbst zu schonen –, und dadurch wird der Fluß verlangsamt oder ganz unterbrochen. Wenn das geschieht, müssen wir als erstes die Voraussetzungen für das Fließen wiederherstellen. Von nun an werden wir uns hauptsächlich mit Übungen befassen – wir werden eher tun als über das Tun reden.

Übung 22: **Stehen Sie in der Grundhaltung: Füße parallel, in Hüftbreite auseinander, das Gewicht über der Fußmitte, die Knie entspannt und leicht gebeugt, das Becken entspannt und frei, der Bauch entspannt, die Schultern locker und in Balance, Kiefer und Augen entspannt. Spüren Sie mit geschlossenen**

Augen jeglichem Gefühl von Fließen in Ihrem Körper nach. Suchen Sie mit Ihrem inneren Auge nach irgendwelchen «Unterbrechungen in der Leitung». Heben Sie nun Ihre Hände sanft nach oben und hinten. Biegen Sie mit erhobenen Händen Ihren Rücken leicht durch. Visualisieren Sie sich als die «Leitung» – die energetische Verbindung – zwischen Erde und Himmel. Spüren Sie wieder dem Gefühl des Fließens nach. Bleiben Sie mit dem Gefühl des Verbundenseins so lange stehen, wie es Ihnen angenehm ist. Gehen Sie mit einem passenden Laut die Leitung entlang. Achten Sie auf alle Gefühle, die auftauchen (wie Sehnsucht, Unbehagen, Verwirrung, Wut usw.). Dehnen Sie die Energie Ihrer Wahrnehmungen aus und erlauben Sie ihr, sich durch Ihren ganzen Körper zu bewegen (auch über Ihren Körper hinaus, wenn Sie wollen). Setzen Sie sich oder legen Sie sich nieder und ruhen Sie ein paar Minuten lang aus. Lassen Sie weiterhin die Bewegung und Ausdehnung der Energie zu.

Diese Übung regt den Energiefluß durch Ihren Körper an. Nehmen Sie wahr, wie sich die durch die Übung befreite Energie ausbreitet, und beobachten Sie dabei ihr Bewegungsmuster. Nach oben, nach unten, nach innen, nach außen – wie auch immer. Fällt Ihnen eine der Bewegungen leichter als die anderen?

Wir können die Energie, die wir durch diese Übung angeregt haben, dazu verwenden, uns mit den grundlegenden Mitteln zur Steuerung der Energie vertraut zu machen. Wenn wir Energie bewegen wollen, besteht für viele von uns der erste Schritt darin, eine gewisse Menge davon verfügbar zu machen, d. h. das allgemeine Energieniveau zu erhöhen. Die grundlegende Methode, um Energie freizusetzen, ist die Verwendung von Atem und Bewegung.

Der Atem ist wichtig beim Bewegen der Energie, weil er die Zellen mit Sauerstoff versorgt. Die richtige Menge Sauerstoff bewirkt, daß jede Zelle mit einer klaren Flamme brennt und mehr verfügbare Energie produziert.

Übung 23: Dieser energetisierende Atem mit dem herrlichen Namen «Feueratem» ist uns aus der Yoga-Praxis bekannt. Atmen Sie zehnmal so schnell, tief und kraftvoll durch die Nase, wie Sie können; dann atmen Sie dreimal normal. Wiederholen Sie das.

Alle diese Übungen sind machtvoll, also gehen Sie achtsam damit um. Wenn Sie längere Zeit in einer unterdrückten und angespannten Weise geatmet haben, wird schon eine kleine Menge davon lange vorhalten. Sollten Sie Schwindelgefühle bekommen, so unterbrechen Sie die Übung, setzen Sie sich oder legen Sie sich nieder und achten Sie auf die Empfindungen und inneren Bewegungen, die als Reaktion auf das Atmen auftreten. Lassen Sie zu, daß sie sich in Ihrem Körper ausbreiten (und darüber hinaus, wenn Sie wollen). Wir fühlen uns so, wie wir atmen. Es gibt beruhigenden Atem, glücklichen Atem, leidenschaftlichen Atem, zornigen Atem, angstvollen Atem, traurigen Atem, hemmenden Atem und energetisierenden Atem – es gibt tatsächlich für jede Art von Gefühl ein anderes und charakteristisches Atemmuster. Sie denken vielleicht, daß wir aufgrund dessen, was wir fühlen, auf eine bestimmte Weise atmen. Namgyal Rinpoche drückt das so aus: «Jedesmal, wenn in Ihnen eine emotionale Veränderung stattfindet, verändert sich das Atemmuster.»[1] Es trifft jedoch auch umgekehrt zu – wenn wir in der Art und Weise atmen, die für ein bestimmtes Gefühl typisch ist, werden wir tatsächlich dieses Gefühl erzeugen.

Man kann Bewegungen auch einsetzen, um «statische» Energie verfügbar zu machen. Das geschieht bei allen Bewegungsübungen, die Ihnen Freude machen. Bewegung, die Energie freisetzt, ist immer eng mit der Reaktion Ihres Atems auf die Bewegung verbunden, also ... Lassen Sie den Atem der Bewegung folgen.

Übung 24: Versuchen Sie es mit dieser alten Übung aus der Sufi-Tradition: Hüpfen Sie mit über den Kopf erhobenen Händen heftig auf und ab, hämmern Sie mit Ihren Fersen gegen den Boden und schreien Sie «Hu! Hu! Hu!» so laut

Sie können. Seien Sie vorsichtig: halten Sie ein, bevor Sie umfallen. Setzen Sie sich oder legen Sie sich still nieder.

Das ist offensichtlich eine Bewegungsübung. Sie werden sehen, daß sie auch eine tiefe Wirkung auf den Atem hat. Welche anderen Wirkungen stellen Sie fest? Achten Sie bei dieser Übung sorgfältig auf Ihre derzeitigen Grenzen. Nehmen Sie wahr, was für Sie geeignet ist: zehn Sekunden, dreißig Sekunden, mehrere Minuten. Achten Sie auf die Empfindungen, die sich in Ihnen bewegen. Lassen Sie auch hier wieder zu, daß sie sich ausbreiten. Verbinden Sie Ihr Bewußtsein mit der Energie, die in Ihnen in Bewegung gekommen ist. Lassen Sie sich von der Energie dazu anregen, im Raum herumzugehen oder zu tanzen.

In dieser Übung bewegen wir den *ganzen* Körper. Bewegung in irgendeinem *Teil* Ihres Körpers zieht die Energie in eben diesen Teil, und sie ermöglicht außerdem, daß die Energie, die sich im Gewebe dieses Bereichs befindet, freigesetzt wird. Wir können auch Bewegung in einem Teil des Körpers dazu verwenden, einem anderen Teil Energie zur Verfügung zu stellen. Reibung ist die offensichtlichste Form dieser Art von Bewegung. Im 6. Kapitel experimentierten wir mit dem Reiben der Hände aneinander, um sie aufzuladen. Diese Energie in den Händen kann dann irgendeinem anderen Teil des Körpers zugeführt werden – oder auch jemand anderem. Bei den gebräuchlichen Arten von Masturbation und Vorspiel verwenden wir ebenfalls Reibung, um die Energie in die Genitalien zu leiten. Reibung ist jedoch nicht die einzige Art und Weise, wie man Bewegung einsetzen kann, um den Genitalien Energie zuzuführen.

Übung 25: **Stehen Sie in der Grundhaltung, um die Beckenatmung zu üben. Machen Sie sich mit Ihren Händen die Knochenstruktur Ihres Beckens deutlich (siehe Illustration). Beachten Sie, daß es die einzige Schalenform im Körper ist. Visualisieren Sie es als Ihren Energiereservebehälter. Beugen Sie nun Ihre Knie ein wenig mehr und lassen Sie zu, daß sich Ihr Becken mit dem Atem bewegt. Wenn Sie einatmen, bewegt** sich das Becken oben nach vorn und Ihr Gesäß bewegt sich nach hinten. Die Krümmung befindet sich im Bereich des Kreuzbeins, nicht im mittleren Rücken. Seien Sie sanft, forcieren Sie nichts. Wenn Sie ausatmen, bewegt sich der obere Teil des Beckens zurück, und das Schambein rückt nach vorn und leicht nach oben. Lassen Sie die Bewegung mit dem Atem mitgehen. Verbinden Sie Ihr Bewußtsein mit der Bewegung in Ihrem Becken. Spüren Sie dem speziellen «Geschmack» der Energie nach, die durch die Bewegung freigesetzt wird – sanft, kraftvoll, zornig, suchend, begehrend usw. Lassen Sie diesen Geschmack wiederum durch die Bewegung zum Ausdruck kommen. Äußern Sie Laute, die ebenfalls dieses spezielle Gefühl ausdrücken. Beachten Sie, daß der Geschmack sich ändern kann. Experimentieren Sie mit verschiedenen Arten von Rhythmen der Bewegung und beobachten Sie, ob Ihr Gefühl sich mit der Bewegung verändert. Machen Sie so lange weiter, wie es Ihnen angenehm ist. Setzen Sie sich oder legen Sie sich still nieder und lassen Sie zu, daß sich die Gefühle und Empfindungen in Ihnen ausbreiten.

Sie können diese Übung verwenden,

- um die Energie in Ihrem Becken zu verstärken
- um Energie freizusetzen, die statisch in Ihrem Becken festgehalten wird
- um die Empfindung bei der Übung des Verschmelzens und des Abgrenzens (Übung 39) zu intensivieren
- um die Wahrnehmung Ihres Beckens und Ihrer Genitalien zu verstärken
- um das Vertrauen in Ihre Sexualität zu vertiefen.

Man kann die Beckenatmung mit vielen anderen Übungen kombinieren, um ihre Wirkungen zu variieren und zu intensivieren – zum Zweck des Erdens, des Aufladens, des Zentrierens und des Fokussierens. Versuchen Sie es mit folgender Variante.

Übung 26: Legen Sie sich auf einer bequemen Unterlage auf den Rücken. Winkeln Sie Ihre Knie an und stellen Sie Ihre

Abb. 1

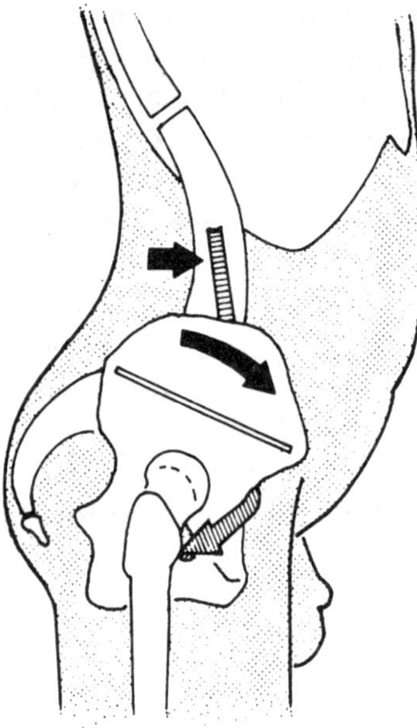

Nach vorne geschobenes Becken

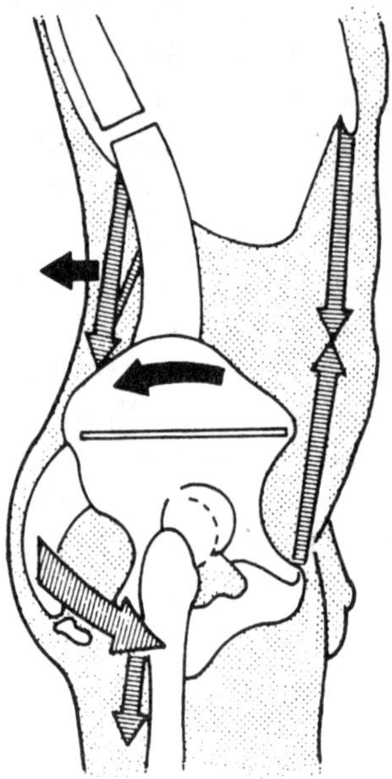

Aufgerichtete Stellung

Bewegung des Beckens

Zeichnung nach einer Vorlage von Gorman von Judith Santry

Bei der Beckenatmung bewegt sich das Becken beim Einatmen vor und beim Ausatmen zurück.

Füße etwa eine Handbreit vom Gesäß entfernt auf den Boden (das nennt man «Füße erden»). Atmen Sie in dieser Haltung ins Becken. Lassen Sie wieder zu, daß sich Ihre Wahrnehmung mit der Bewegung vermischt, und beobachten Sie, welche Gefühle sich dabei einstellen. Erlauben Sie, daß die Bewegung expressiv wird. Begleiten Sie die Bewegung mit Lauten. Sie sind wie eine Rohrleitung: erlauben Sie dem Leben, in Ihnen zu fließen (ohne Schuldgefühle, soweit Sie das jetzt können). Variieren Sie Ihre Empfindungen, indem Sie die Arme sanft nach oben heben oder sie ausgestreckt auf dem Boden liegen lassen.

Unterstützen Sie das Gefühl des Fließens, wo immer Sie es vorfinden. Vermeiden Sie jede Bewertung. Stellen Sie keine Vergleiche an. Was Sie jetzt erfahren, ist das, was Sie jetzt erfahren können. Wenn Sie nur wenig Empfindung oder Bewegung oder Fließen oder Schwingung wahrnehmen, so lassen Sie das genug sein. Umarmen Sie es. Es wird Sie für mehr öffnen. Wenn Sie lediglich die Frustration über gar keine Bewegung, gar kein Fließen spüren, dann gestatten Sie sich das Ruhen in der Einsicht, daß diese Frustration Ihre Energie ist, die zur Bewegung drängt. Nehmen Sie dieses Drängen ganz in sich auf und entspannen Sie sich. Wenn Sie hingegen das Gefühl haben, daß die Erfahrung zu intensiv wird, so seien Sie geduldig. Rollen Sie sanft auf die linke Seite und bleiben Sie so. Erlauben Sie Ihren Empfindungen, sich auszudehnen und sich zu verdünnen, und lassen Sie die Intensität los.

Beachten Sie, daß die Beckenatmung den Atem und die Bewegung miteinander verbindet, um die Energie in einen bestimmten Bereich zu leiten. Bei jeder dieser Übungen ist es sehr wichtig, sich mit gesammelter Aufmerksamkeit mit ihnen zu verbinden, sozusagen Atem und Bewegung zu *werden*. Als ich jung war, pflegte man völlig automatisch seine dreißig Kniebeugen zu machen. Hier möchte ich Ihnen jedoch ans Herz legen, Ihre Aufmerksamkeit ganz in das Geschehen hineinzuversenken. Wenn Sie die Wirkung der Bewegung und des Atems spüren, geben Sie ihr mit

Lauten Ausdruck. Auf diese Weise verändern oder intensivieren Sie Ihre Erfahrung. (Das ist echtes Biofeedback.) Die Art, Laute mit der Bewegung zu verbinden, kann tiefe Gefühle anregen. *Respektieren Sie Ihre Gefühle und respektieren Sie Ihre Grenzen.*

Übung 27 – Wie Sie Ihre Grenzen erkennen: Wenn Sie während einer Übung feststellen, daß Sie weniger atmen oder sich in einem bestimmten Teil Ihres Körpers anspannen, um mit der Übung weitermachen zu können, dann sind Sie über Ihre derzeitigen Grenzen hinausgegangen. Lernen Sie erkennen, wann Sie sich Ihren Grenzen nähern. Halten Sie dann inne. Gehen Sie an dem Punkt, an dem Sie sich nicht entspannen können, dazu über, sich in der Erfahrung auszuruhen. Durch dieses Ruhen können sich Ihre Grenzen erweitern, so daß Sie dann noch ein wenig weiter gehen können. _Vielleicht_ geht das; seien Sie mäßig. Sie wollen ja in der Lage sein, diese Experimente zu wiederholen. Wenn Sie sich jedoch ohne Rücksicht auf Ihre derzeitigen Grenzen vorantreiben, kann dies einen so heftigen Widerstand hervorrufen, daß Sie das Wort «Becken» nie wieder hören wollen.

Diese letzteren Übungen leiten die Energie in das Becken. Später werde ich Ihnen Übungen vorstellen, die eine spontane Wiederverteilung der Energie unterstützen (siehe: «Aber ich kann nicht...» und «Der Innere Geliebte»). Das Becken ist übrigens nicht identisch mit den Genitalien (wenn es sie auch mit einschließt), und das erzeugt Verwirrung. Es ist möglich, eine große Energiemenge in das Becken zu leiten, ohne daß sie die Genitalien erreicht, weil es in der Energieverbindung zwischen Becken und Genitalien «Unterbrechungen» gibt. Sie stellen vielleicht fest, daß selbst dann, wenn Sie Ihr Becken durch solche Übungen aufgeladen haben, in den Genitalien eher ein Gefühl von Frustration als von Erregung herrscht. Wenn das so ist oder wenn Sie die Deutlichkeit und Intensität an dieser Stelle verstärken wollen, können Sie Dr. Kegels Übungen zu Hilfe nehmen, die er für Frauen entworfen hat, die nach der Schwangerschaft Probleme mit dem

Halten des Harns haben. Seine Patientinnen berichteten ihm – mit einiger Scheu – von einer Verbesserung ihres Geschlechtslebens durch diese Übungen.

Zu den Kegelschen Übungen gehören rhythmische Anspannung und Lockerung (Pulsieren) der Pubococcygeal-Muskeln des Damms (siehe Illustration). Das sind diejenigen Muskeln, mit denen wir die Schließmuskeln kontrollieren. Sie pulsieren rhythmisch auch beim Orgasmus. Es gab einige Verwunderung darüber, warum die Kegelschen Übungen die orgasmische Reaktion verstärken, und es wurden Vermutungen angestellt, daß der verstärkte Tonus in diesen Muskeln vielleicht eine verstärkte Reiz-Rezeption in den vaginalen Wänden erzeugt.[2] Das trifft wahrscheinlich zu; ein verbesserter Tonus erhöht die Wahrnehmungsfähigkeit in jedem beliebigen Bereich. Und wenn man die Aufmerksamkeit oder Bewußtheit verstärkt, die man auf einen bestimmten Bereich richtet, werden damit in der betreffenden Muskulatur auch Kreislauf und Tonus angeregt.[3] Auf der Illustration können Sie erkennen, daß die Bewegung dieser Muskeln des Beckenbodens auch bewirkt, daß die Schutzhaut über der Klitoris auf und ab gleitet und so das empfindliche Organ enthüllt und wieder bedeckt. Vergessen Sie nicht, daß auch solch eine Reibung die Wirkung hat, die Energie in einen bestimmten Bereich zu leiten (siehe Übung 3). Was immer durch die Kegelschen Übungen bewirkt werden mag, sie sind jedenfalls Aufladeübungen ohnegleichen für die Genitalien. Sie bringen mehr Energie, Aufmerksamkeit, Intensität, Sauerstoff, Tonus, Kreislauf und *Pulsieren* in die genitalen Gewebe – und das gilt für Männer ebenso wie für Frauen. Wie alle Übungen hier müssen auch diese mit Aufmerksamkeit und Hingabe ausgeführt werden. Wenn Sie gelangweilt und nur mechanisch üben, werden die Gewebe nicht belebt, wie oft sie auch «pumpen» mögen.

Übung 28: **Machen Sie sich mit der Muskulatur des Beckens vertraut. Betrachten Sie die Illustration der männlichen und weiblichen Muskelanordnung. Richten Sie Ihre Aufmerksamkeit auf und in die Muskeln, mit denen Sie den Harnfluß regu-**

lieren. Versuchen Sie es spielerisch, wenn Sie zur Toilette gehen. Später wird Ihre Wahrnehmung genauer werden. Wenn Sie die Muskeln lokalisiert haben, lassen Sie sie nach innen und außen pulsieren – ein rhythmisches Zusammenziehen und Loslassen. Experimentieren Sie mit verschiedenen Rhythmen.

Als Frau werden Sie das Gleiten der Schutzhaut über die Klitoris wahrnehmen. Das Pulsieren der Muskulatur des Perineums regt die Durchblutung der Klitoris und der vaginalen Wände an. Als Mann können Sie feststellen, daß dies diejenigen Muskeln sind, die Ihren Penis in der Erregung «hochschnellen» lassen. Sie beeinflussen unmittelbar das Schwellen. (Kalahari-Buschmänner stärken diese Muskeln, bis sie ihre Hoden in den Körper hochziehen können, um sie bei der Jagd zu schützen.)

Versuchen Sie es mit verschiedenen Bewegungsmustern; viele Muskeln sind dabei beteiligt. Stellen Sie, während Sie üben, fest, welche Wirkungen es hat, wenn Sie liegen, sitzen oder umhergehen. Lassen Sie Ihren Atem frei reagieren. Lassen Sie sich wie immer ganz auf die Empfindungen ein, die durch die Bewegungen hervorgerufen werden. Geben Sie diesen Empfindungen mit Lauten Ausdruck. Vielleicht möchte Ihr Bekken sich beteiligen, um die Ladung und die Empfindung zu verstärken. (Wenn Sie sich den Empfindungen hingeben, die durch die Bewegung erzeugt werden, bemerken Sie vielleicht eine spontane Befreiung von Energie irgendwo in Ihrem Körper. Lassen Sie sich dadurch zu größerer Hingabe anregen.) Machen Sie die Übung so lange, wie sie Ihnen Vergnügen bereitet oder bis Sie müde werden. Wenn die Muskulatur ermüdet, können Sie sich über dieses Anzeichen der Stärkung freuen.

Machen Sie nun eine Pause und überlegen Sie, was vor sich ging: Atem und Bewegung. Dieses Atmen und Bewegen geschah als Reaktion auf eine *Absicht,* zu atmen und sich zu bewegen. Der Impuls in der Muskulatur erfolgt unmittelbar als Reaktion auf den Gedanken: simultan. Wenn Sie sich den Vorgang vorstellen können, ist der Körper *in demselben Augenblick* bereit zu agieren. Zwischen dem Gedanken und der Aktion steht lediglich die Einwilligung. Visualisieren Sie, wie sich die Absicht durch den ganzen Körper ausbreitet und das ganze Netz der Synapsen aktiviert. Die Wechselwirkung zwischen den entsprechenden Synapsen gibt die «Einwilligung» zur Aktion.[4]

Praktisch gesprochen bedeutet dies, daß wir uns sehr schnell bewegen können, wenn es nötig ist – mit Absicht, aber ohne bewußtes Denken. Es bedeutet auch, daß wir im Falle alter Botschaften im Netz der Synapsen – wie etwa: «Himmel, nein, wir gehen nicht!» oder «Mami würde das nicht wollen» – über eine Einwilligung verhandeln und uns selbst eine neue neurologische Erlaubnis erteilen müssen.

Es gibt noch einen weiteren Umstand, der ziemlich phantastisch klingen mag: allein diese Kraft der Absicht kann Energie bewegen, ohne daß irgendeine andere «Aktion» dabei beteiligt ist. Üblicherweise verwenden wir den Atem und die Bewegung und andere Methoden, um unsere Absicht umzusetzen, aber es ist auch möglich, eine Bewegung der Energie einfach nur zu beabsichtigen. Die Energie wird sich so bewegen, wie wir es beabsichtigen. Vielleicht wird es am Anfang nur ansatzweise gelingen; aber mit etwas Übung wird es leichter und intensiver werden.

Visualisation ist ein wunderbares Mittel, um die Absicht zu transportieren. Vielleicht haben Sie gehört, daß Sportler ihre Leistungen verbessern, indem sie sich selbst im Zustand perfekter Höchstleistungen visualisieren. Versuchen Sie es mit folgender alter Übung (eine einfache Version von Übung 14):

Übung 29: **Wählen Sie einen Raum, den Sie mögen, nicht zu groß, nicht zu klein. Nehmen Sie darin eine stehende Haltung ein, schauen Sie sich um, fühlen Sie seine Ausmaße. Füllen Sie ihn mit sich selbst, mit Ihrer Energie.**

Abb. 2

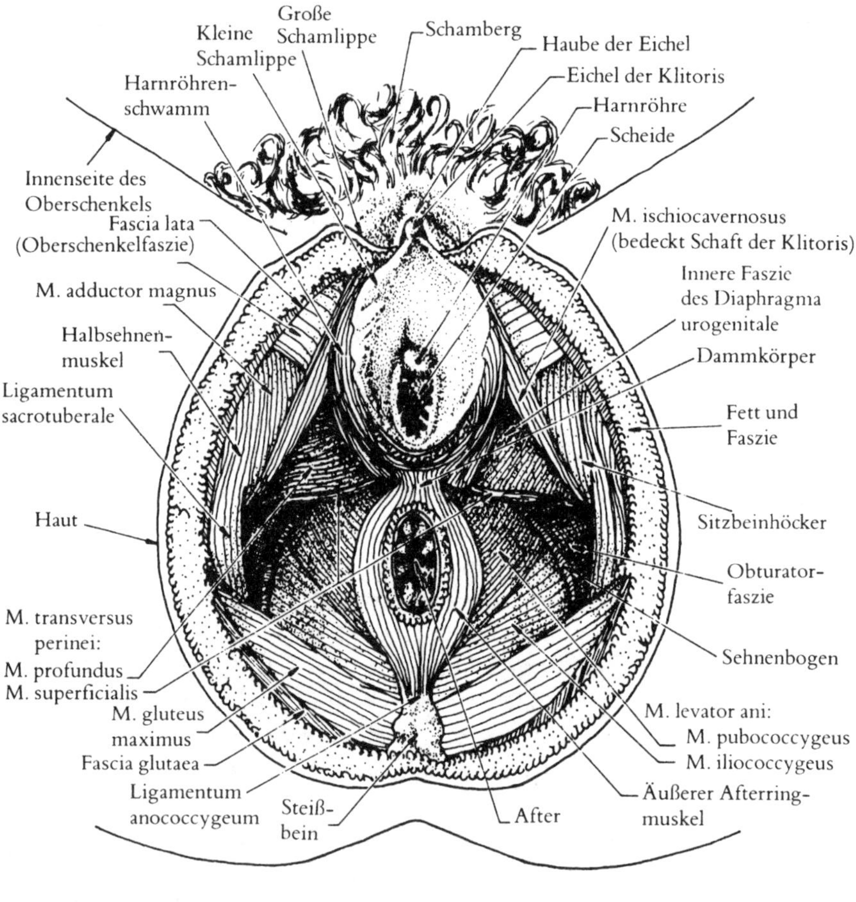

Oberflächenmuskeln des weiblichen Perineums
Zeichnung nach einer Vorlage von Gorman von Judith Santry

Abb. 3

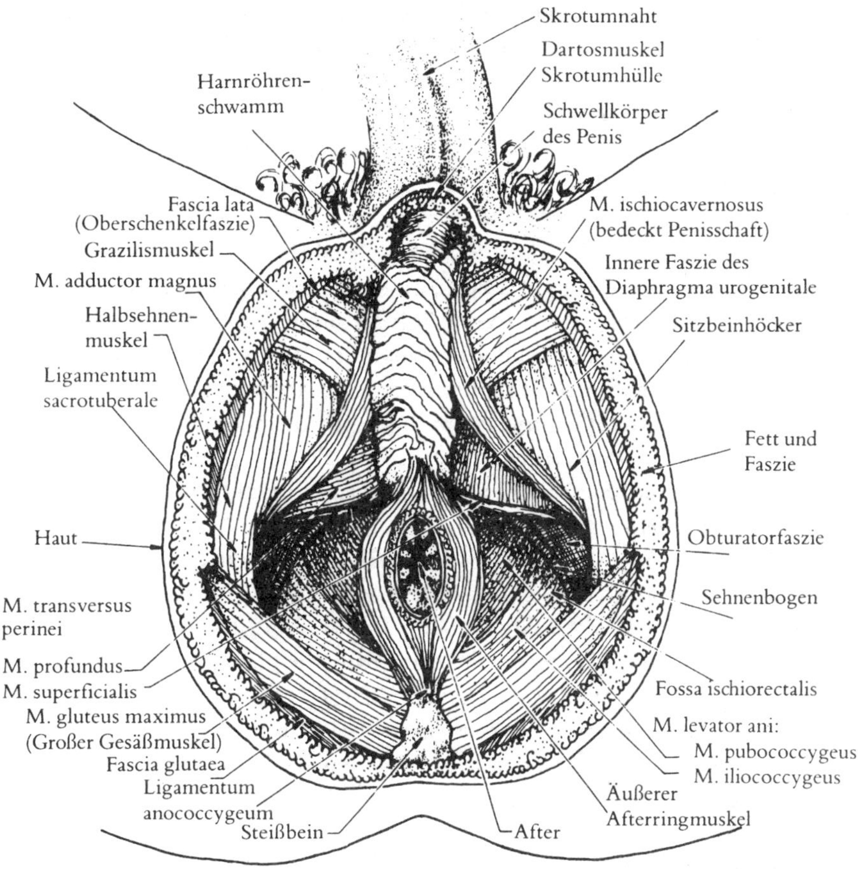

Oberflächenmuskeln des männlichen Perineums
Zeichnung nach einer Vorlage von Gorman von Judith Santry

In der Theatersprache nennt man das «die Bühne einnehmen». In unserem Sprachgebrauch nennen wir das «den Energiekörper bis zu den Grenzen des Zimmers ausdehnen». Sie können es füllen, wobei Sie wissen, daß Sie dabei eigentlich Ihre eigene energetische Eigenschaft in diesem Zimmer verändern. Oder Sie können sich «vorstellen» oder «einbilden», daß Sie das Zimmer füllen. Das wird dieselbe, wenn auch vielleicht zunächst nicht so starke Wirkung haben. Ihre Energie folgt Ihrer Absicht selbst in der Vorstellung; Sie füllen das Zimmer einfach nur dadurch, daß Sie die Vorstellung erzeugen, es zu tun. Je stärker Ihre Absicht ist, je lebendiger Sie es sich vorstellen, desto dichter werden Sie es füllen und desto mehr Ladung wird die Energie haben. Diese Übung verwendet Absicht und Steuerung. Sie beabsichtigen, das Zimmer zu füllen, und indem Sie es beabsichtigen, lenken Sie Ihre Energie in das Zimmer. Die Fähigkeit, Ihre Energie zu lenken, wohin Sie wollen, macht es möglich, alten festgefahrenen Mustern zu entkommen. Vielleicht haben Sie das festgefahrene sexuelle Muster, daß sich Ihre Energie den Genitalien fernhält, als wäre Ihre Sexualität eine Feuerzone, um die man einen Bogen machen muß; oder vielleicht steckt Ihre Energie *in* Ihren Genitalien fest, so daß Sie viel Zeit mit unnötiger und unkreativer Frustration verbringen.

Wir können diese Hilfsmittel – Absicht, Visualisation, Steuerung, Atem und Bewegung – verwenden, um Energiewege zu Bereichen des Körpers anzulegen, wo der Fluß unterbrochen ist, entweder, weil wir durch alte Erfahrungen blockiert sind, oder einfach deshalb, weil wir in ganz neues Territorium vordringen. Dieses Anlegen von Energiebahnen gehört zum Training der fernöstlichen Kampfsportarten und zu bestimmten buddhistischen Meditationsformen.

Übung 30: **Stehen Sie in der Grundhaltung. Visualisieren Sie zuerst einen Lichtpunkt oder ein Kraftzentrum etwa vier Fingerbreit unter dem Nabel. Vielleicht ist Ihnen dieses Zentrum bereits vertraut. Wenn nicht, so visualisieren Sie es; das hilft Ihnen, sowohl das Zentrum als auch Ihre Wahrnehmung des**

Zentrums zu intensivieren. Beugen Sie leicht die Knie und entspannen Sie sie, um den Energiefluß zu erleichtern; Sie werden vielleicht eine gewisse Vibration in den Beinen spüren. Lassen Sie jegliche Empfindung der Vibration und des Fließens zu (innerhalb der Grenzen des Angenehmen). Visualisieren Sie nun Kanäle von etwa drei Zentimetern Durchmesser, die von diesem Zentrum aus in das Becken und hinunter in die Beine und durch die Mitte der Füße in den Boden verlaufen. Schicken Sie den Energiefluß vom Zentrum durch diese Kanäle; steuern Sie ihn. Sie können Ihre Absicht durch eine oder mehrere der folgenden Hilfen verstärken:

- Atmen Sie mit dem Becken
- Visualisieren Sie einen Kanal, der durch Ihre Kehle ins Beckenzentrum hinabführt. Lassen Sie durch das Einatmen Energie in das Zentrum tragen. Beim Ausatmen lassen Sie die Energie wie zuvor durch die Kanäle in den Boden fließen.
- Heben Sie ein Bein an und strecken Sie es beim Ausatmen langsam und kraftvoll aus, wobei Sie den Energiefluß durch den Kanal visualisieren. Wiederholen Sie das mit dem anderen Bein.
- Lassen Sie das Ausatmen mit einem Geräusch wie Meeresrauschen aus dem Mund strömen, während Sie den Fluß visualisieren (das verstärkt die «Steuerung» des Flusses und entspricht dem ki-ai des östlichen Kampfsports, nur daß es nicht so explosiv ist).

Versuchen Sie es zuerst mit jeder einzelnen Übung allein, bevor Sie alle zugleich einsetzen.

Übung 31: Wiederholen Sie nun dieses Experiment mit Ihren Armen und Händen. Visualisieren Sie ein Energiezentrum in der Mitte der Brust und Kanäle, die von diesem Herzzentrum durch die Arme und durch die Mitte der Hände nach außen führen. Beginnen Sie damit, daß Sie die Energie zuerst einfach mittels Absicht und Steuerung durch diese Kanäle schicken. Verstärken Sie dies dann, indem Sie:

- **Ihren Atem der Visualisation anpassen**
- **beim Ausatmen die Arme ausstrecken**
- **den Atem geräuschvoll ausströmen lassen.**

Übung 32: **Im Aikido wird der Energiefluß wie eine Klinge in und durch die Handkante geleitet, wobei der Fluß vom Beckenzentrum anstatt vom Herzzentrum ausgeht, aber im übrigen ist der Vorgang derselbe. Versuchen Sie es mit dieser Variation und beobachten Sie die unterschiedlichen Gefühle und Empfindungen, wenn die Energie vom Herzzentrum und wenn sie vom Beckenzentrum (Hara) kommt.**

In diesen Übungen wurden Sie mit allen grundlegenden Fähigkeiten bekanntgemacht, die Sie benötigen, um Ihre Energie willentlich zu verteilen. Wählen Sie eine oder zwei davon aus und üben Sie diese drei oder vier Monate lang regelmäßig. Kümmern Sie sich in dieser Zeit nicht darum, wie «gut» Sie es machen; bearbeiten Sie einfach den Boden und gießen Sie die Keimlinge. Wenn Sie diese Übungen kontinuierlich mit Aufmerksamkeit und ohne einen Gedanken an die Resultate ausführen, ergibt sich das Öffnen nach und nach. Es müssen Bahnen angelegt werden, damit die Energie die Grenzen, die Sie aufgebaut haben, überwinden und zudem neue Gebiete der Erfahrung öffnen kann. Sie können immer tiefer gehen. Zuerst fließt die Energie *um den Körper herum;* die Gewebe des Körpers fühlen sich noch nicht tiefer angerührt. Später fließt die Energie *durch* den Körper, sozusagen in den Zwischenräumen zwischen den Zellen. Schließlich beginnt die Substanz der Zellen selbst zu pulsieren.[5] Lassen Sie sich Zeit, und unterstützen Sie den Prozeß durch Respekt, spielerische Freude und viel Übung.

10
Vereinigung und Trennung

Wenn Sie die Frage, was Liebe nun eigentlich sei, noch nicht in Verwirrung gebracht hat, so ist es jetzt an der Zeit. Wir «lieben» unsere Eltern, wir «lieben» unseren Partner, wir «lieben» Kätzchen und Apfelkuchen, wir «lieben» Drachenfliegen, wir «lieben» Pommes frites, wir «lieben» ...

Wir werfen mit dem Wort um uns, als bedeute es alles und nichts. Aber die meisten von uns hungern verzweifelt nach *etwas,* das weitgehend undefiniert ist, nach *etwas,* das das Leben erträglich machen soll. Manche von uns sind so hungrig, daß sie leugnen, es gäbe überhaupt etwas, nach dem man hungern könnte. Meistens marschieren – oder treiben – wir grimmig durch das Leben und warten. Wenn wir auf jemanden oder etwas treffen, der oder die oder das zu versprechen scheint, diesen Hunger stillen zu können, stürzen wir uns darauf/auf ihn/auf sie. Oder aber wir ziehen uns, von unserer Hoffnungslosigkeit gefangen, zurück. Ist das «Liebe»? Wir nennen es zwar Liebe, doch mit Sicherheit ist es Verlangen – das sich als kaum verhüllte Gier erweist. *Können* wir denn lieben, solange wir so verzweifelt hungrig sind?

Wir neigen dazu, Vereinigung und Trennung für etwas zu halten, das nur *zwischen* den Menschen geschieht, obwohl wir natürlich auch Vereinigung mit uns selbst oder Trennung von uns selbst erleben können; ebenso können wir uns mit unserer Gemeinschaft vereinigt fühlen oder nicht, oder wir können uns in Harmonie mit dem Leben fühlen oder nicht. Und es ist keineswegs so, daß Vereinigung gut ist und Trennung schlecht. Wie jede andere Bewegung der Energie haben auch diese beiden ihre Vorteile und Nachteile. Ob beide voll funktionsfähig sind, hängt von der Fähigkeit zur Entscheidung und von einer fortlaufenden Erneuerung der Balance zwischen beiden ab.

Bevor wir uns wirklich miteinander vereinigen und bevor wir uns wirklich trennen können, müssen wir uns in uns selbst vereinigt haben. Diese Notwendigkeit ist uns nicht immer klar. So kommt es, daß eines der häufigsten Gefühle der Menschen die Sehnsucht ist. Worauf wir unsere Sehnsucht richten, hängt davon ab, wo wir unsere Energie blockieren und wo wir deshalb auf Erlösung hoffen – in der Brust, in den Leisten, im Bauch, im Kopf. Wovon, glauben Sie, könnte alles gut werden, wenn Sie es nur bekämen? Geld, Sex, Macht, Liebe, Gott, unbegrenzte Mengen von Schokoladenplätzchen?

Wir können, während wir aufwachsen, unsere Vereinigung mit uns selbst auf mannigfaltige Weise verlieren. Das Leben[1] mag vielleicht so furchterregend sein, daß es uns nicht möglich ist, «auf eigenen Füßen zu stehen» – also verlieren wir unsere Füße. Das Leben lastet vielleicht so schwer auf uns, daß wir uns nicht aufrichten können – also verlieren wir unser Rückgrat. Das Leben weist vielleicht unsere Fülle und Ganzheit zurück – dann trennen wir das Herz von den Leisten und verlieren unsere sexuelle Einheit. Die sexuelle Spaltung in uns führt dazu, daß wir dem anderen, den wir uns als Partner wünschen, mißtrauen und aller Hoffnung zum Trotz auf Erlösung durch ihn oder sie hoffen.

Übung 33: **Legen Sie sich auf den Rücken und erden Sie die Füße. Schließen Sie die Augen und schauen Sie nach innen. Wo sind Sie mehr zu Hause – in Ihrem Herzen oder in Ihren Leisten? Wird Ihr Herz von der Kraft in Ihren Leisten beschützt oder ignoriert? Spüren Sie in Ihrem Herzen Zärtlichkeit und Großzügigkeit für Ihre Leidenschaft, oder tut es so, als existiere sie nicht? Seien Sie sich Ihres Herzens und Ihrer Leisten**

gleichzeitig bewußt. Welche Gefühle und Empfindungen steigen auf? Was für ein Gefühl haben Sie dem gegenüber, was Sie fühlen?

Schließen Sie einen Augenblick lang Ihre Augen und seien Sie jung; öffnen Sie dann die Augen und erinnern Sie sich dieser Gefühle, während Sie lesen. Als wir uns erstmals selbst als ein abgegrenztes pulsierendes Energiefeld zu erleben begannen – denn genau das ist es, wenn wir es schaffen, so weit zu kommen –, beginnen wir zugleich ein Gefühl der Sehnsucht nach Vereinigung wahrzunehmen. Wir waren in Vereinigung und wir wollten die Abgrenzung, und wir erreichen die Abgrenzung und haben wieder das Verlangen nach Vereinigung. Dieses Paradoxon ist keine schreckliche Sache; es ist im Gegenteil ganz wunderbar. Es ist das Leben, das anfängt, sich selbst kennenzulernen, und hinausgreift, um sich selbst zu umarmen. Das ist ein natürlicher und wundervoller Vorgang. Er spielt sich bei allen Lebewesen ab.

Wir sind gerade fünf Jahre alt und gehen mit Liebe aus uns heraus, öffnen uns mit aller Kraft unseres Seins von den Leisten bis zum Herzen, um uns zu vereinigen. Es ist noch nicht die erwachsene Form, aber das Gefühl ist sehr stark, sehr intensiv und potent. Wir wenden uns im allgemeinen dem andersgeschlechtlichen Elternteil zu, dem anderen Pol der Vereinigung, dem Gegenteil. Weil diese Gefühle so stark sind, weil sie so voller Freude und Sehnsucht sind und weil sie fast immer jenes Herzzerbrechen[2] berühren, das der Elternteil selbst erlebt hat, reagiert der gegengeschlechtliche Elternteil mit Angst und zieht sich energetisch vor der Vereinigung zurück. Wir erleben dies fast immer als die herzzerreißende Botschaft, daß unsere Sehnsucht nach Vereinigung nicht akzeptabel ist, daß wir weniger als ganz sein sollen, weniger als wir sind, sonst werden wir nicht angenommen.

Ich weiß nicht, wie es wäre, wenn wir diese Botschaft innerhalb einer anderen Kultur erhielten; aber in unserer Kultur wird den meisten von uns beigebracht, sich in zwei Teile zu teilen und sich entweder für das Herz oder für die Leistengegend zu entscheiden.

Das ist nicht leicht, aber wir schaffen es, meistens durch die Zusammenziehung des Zwerchfells – jenes großen Muskels, der tatsächlich den Körper zweiteilt.

Üblicherweise werden Männer dazu veranlaßt, sich für die Leistengegend zu entscheiden – was sie auch tun. Es wird viel Druck auf sie ausgeübt, damit sie diese Wahl treffen und ihr Herz aufgeben. Frauen hingegen entscheiden sich oft für das Herz, weil sie dazu gedrängt werden; sie wissen, wie man sanft und nährend, einhüllend und gebend ist, aber sie geben ihre Leistengegend auf. Glücklicherweise schneidet sich nicht jeder in zwei Teile; hie und da gibt es ein bißchen Kommunikation. Doch häufig sucht ein Mann nach einer Frau, die ihm ein Herz bieten kann und ihm – wenn auch nur zeitweilig – seine zärtlichen Gefühle zugänglich macht; und eine Frau sucht nach einem Mann, der ihr – wenn auch nur zeitweilig – die Kraft des Verlangens und der Zeugung bietet. Selbstvereinigung bedeutet, dieses «andere» in uns selbst zu finden.

Wir sehnen uns nach Vereinigung: miteinander, mit uns selbst, letztlich mit allem, was ist. Je größer das Verlangen nach Vereinigung ist, desto mehr Leben ist nötig, um es zu stillen. Vielleicht halten Sie einen Moment inne und bringen ein wenig Mitgefühl für den Partner auf, von dem verlangt wird, als Ersatz für das Leben zu dienen. Denn wenn diese Gefühle geschürt werden, verlangen wir – mit einem vollständigen Mangel an gesundem Menschenverstand –, daß unser Partner *alles* für uns sein soll, daß er alles geben und alles entgegennehmen soll. Diese Vereinigung zwischen zwei Erwachsenen oder zwei Menschen, die dabei sind, erwachsen zu werden, kann eine bemerkenswert intensive Angelegenheit sein. Es geht um mehr als um das «Liebst du mich?». Es geht um «Wie kann ich Leben in mich selbst hineinbringen?» und «Wie kann ich ganz sein und mich ganz dem Sein hingeben?». Wenn Sie jemanden lieben, und Sie wünschen sich vollständige Vereinigung, während Ihr Partner Angst davor hat, kann das für beide sehr frustrierend sein. Außerdem sollten Sie sich der Möglichkeit bewußt sein, daß Sie, falls Ihr Partner plötzlich ganz bereit dazu ist, vielleicht Ihre eigene Angst entdecken. Tiefe Vereinigung kann sehr beängstigend sein. Es zieht uns zu ihr hin wie zu einem Abgrund, und es reißt uns von ihrem Rand zurück, immer wieder. Der Genuß dabei ist so intensiv, daß man das Gefühl haben kann, sich selbst ganz und gar und für immer zu verlieren. Eine Liebesleidenschaft dieser Art ist transformativ und fast unwiderstehlich.

Übung 34: **Legen Sie sich bequem auf den Rücken, die Füße geerdet. Lachen Sie fünf Minuten lang. Lassen Sie keine Ausrede gelten. Lachen Sie. Ho ho ho. Ha ha. Hi. Lachen Sie.**

Übung 35: **Legen Sie sich auf einer bequemen, festen Unterlage auf den Rücken, die Füße geerdet. Legen Sie ein kleines Kissen unter Ihren Brustkorb. Lassen Sie die Arme sanft geöffnet und zur Seite ausgestreckt ruhen. Atmen Sie mit dem Becken. Spüren Sie den Empfindungen in Ihrem Becken nach. Verschmelzen Sie mit ihnen. Atmen Sie weiterhin im Becken, heben Sie dabei langsam Ihre Arme, als würden Sie Ihre(n) Geliebte(n) umarmen. Lassen Sie das Heben der Arme so langsam verlaufen, daß Sie jeden Augenblick der Bewegung wahrnehmen können. Sie spüren vielleicht ein Zittern oder Vibrieren in Ihren Armen und Beinen. Gestatten Sie sich, dabei Laute zu äußern. Herz und Leisten sollten sich aneinander erinnern dürfen. Visualisieren Sie einen Energiekanal, der beide miteinander verbindet. Erlauben Sie dem Gefühl Ihres Herzens, das Becken und die Leisten zu berühren. Welche Wirkung hat das auf die Bewegung Ihres Beckens? Welche Botschaft liegt darin? Lassen Sie zu, daß die Energie aus Ihrem Becken und Ihren Leisten nach oben zur Brust und zum Herzen fließt. Welche Gefühle und Empfindungen steigen auf? Was fällt Ihnen leichter? Wo ist Beunruhigung? Was sagen Herz und Leisten, wenn sie miteinander reden? (Gehen Sie langsam vor; respektieren Sie Ihre Grenzen).**

Sie werden sich entscheiden müssen, ob Sie wirklich riskieren wollen, Ihrer Kraft und Ihrer Verletzlichkeit wieder zu begegnen.

Ich denke, es lohnt sich, aber ich weiß auch, was es bedeutet, dieses Wagnis einzugehen. Durch diese Übungen kommen wir an Gefühle heran, die kaum jemand mehr als einmal in seinem Leben spüren möchte: Qual, Herzzerbrechen[2], Machtlosigkeit, aber ebenso auch Vereinigung, Ekstase und Seligkeit. Das ist ein anderer Aspekt der Ganzheit und der Selbstvereinigung. Manche Menschen trennen die Kraft von der Verletzlichkeit und lassen sich nicht berühren. Andere hegen und pflegen ihre Verletzlichkeit, weil sie ihnen ermöglicht, berührt zu werden, aber sie scheuen vor ihrer eigenen Kraft zurück. Man kann jedoch nicht tief in die Erfahrung des Genusses eindringen, wenn man sich selbst entweder vom Tiger oder von der Blume abschneidet.

Ich erinnere mich lebhaft an den Morgen, als ich aufwachte und wußte, daß ein Unterschied besteht zwischen der Fähigkeit, sich berühren zu lassen, und der *Erwartung,* verletzt zu werden. Mein ganzes Leben lang hatte ich immer, wenn ich mich öffnete, erwartet, verletzt zu werden. Wenn Sie sich zugleich für beides öffnen, für die Verletzlichkeit – die ermöglicht, daß Sie sich berühren lassen – und für die Kraft – die Leidenschaft und Schutz gibt –, dann ist das Leben Ihr Geliebter oder Ihre Geliebte.

Übung 36: **Laden Sie Ihre Hände durch Reiben auf. Nehmen Sie die Energie in und zwischen Ihren Händen wahr. Fühlen Sie sie als Ihr Leben und Ihre Präsenz. Führen Sie diese Energie mit den Händen zu Ihrem Herzen hin. Wann fühlen Sie sich berührt?**

Übung 37: **Wiederholen Sie Übung 36, während Sie mit dem Becken atmen.**

Übung 38: **Wiederholen Sie die Übung, während Sie mit dem Becken atmen und einem Partner gegenüberstehen. Nähern Sie Ihre Hände denen Ihres Partners. Was fühlen Sie? Nähern Sie Ihre Hände sanft dem Herzen Ihres Partners, während seine Hände sich Ihrem Herzen nähern. Wann berühren Sie ihn? Wann werden Sie berührt? Seien Sie Ihren und seinen Gefühlen**

gegenüber achtsam. Lassen Sie zu, daß die aufsteigenden Empfindungen und Gefühle sich bewegen und sich in Ihrem ganzen Körper ausbreiten (und darüber hinaus, wenn Sie wollen). Wenn Sie das Bedürfnis haben, sich von Ihrem Partner wegzubewegen, so respektieren Sie dieses Bedürfnis. Wenn Sie beide einander umarmen wollen, so tun Sie es.

Diese Übungen können Ihre Gefühle der Sehnsucht wecken. Wenn Sie Ihre Hände aufladen und diese Energie zu Ihrem Herzen führen, wird sie wieder in Ihre Arme fließen wollen. Dadurch kann Sehnsucht angeregt werden. Was tun Sie mit Ihrer Sehnsucht? Können Sie sie im Gewebe Ihres Körpers spüren? Oft wird uns beigebracht, mit unserer Sehnsucht und unserer Kraft nicht nach außen zu gehen. Es macht uns Angst, weil wir uns an Zurückweisung und an unseren Verlust der Ganzheit erinnern. Wir neigen dazu, die Anzahl der Menschen zu begrenzen, denen wir uns zuzuwenden bereit sind (zumindest ein bißchen), und ebenso die Anzahl der Situationen, in denen wir bereit sind, unsere Energie nach außen fließen zu lassen und Verbindung mit einer anderen Person aufzunehmen. Wir fürchten uns sowohl vor der Kraft wie vor der Verletzlichkeit unserer Sehnsucht. Deshalb geschieht es oft, daß wir den Wunsch fühlen, nach außen zu gehen und uns zuzuwenden, *und* uns im gleichen Augenblick zusammenziehen. Wenn beides zugleich geschieht, kann das Schmerz erzeugen – einen ganz direkten Schmerz in der Brust. Eine Person, die sich in der Vergangenheit aus der Ganzheit ihres Wesens heraus einem anderen Menschen zugewandt hat und zurückgewiesen wurde, wird oft eine Wiederbelebung ihres Herzraums in der Form von Schmerz erfahren. Sie hat ein Gefühl, als würde sie sterben, als hätte sie einen Herzanfall. Es ist eine tiefe Qual. Aus diesem Grund bitte ich Sie immer wieder, in den Übungen freundlich und liebevoll sich selbst gegenüber zu sein, Bewertungen zu vermeiden, keine Vergleiche anzustellen und Ihre derzeitigen Grenzen zu respektieren. Wir sind alle in derselben Lage. Die Frage, wie bereit wir sind, zu berühren und berührt zu werden, wird vielleicht nie ganz zu beantworten sein. Es scheint, daß wir immer tiefer ins Leben eindringen, immer tiefer berühren, immer tiefer berührt werden können; daß wir immer weniger Widerstand in der Leitung haben.

Die Bewegung zur Selbstvereinigung hin bereitet uns für die Vereinigung mit anderen vor. Die Vereinigung mit uns selbst und anderen bereitet uns für die Vereinigung mit dem Leben vor. Die Selbstvereinigung erlaubt zugleich auch die energetische Abgrenzung von anderen, die nicht Rückzug, nicht Zurückweisung ist.

Übung 39: Stellen Sie sich einem Partner gegenüber. Wählen Sie einen Abstand, in dem Sie sich beide abgegrenzt fühlen.[3] Schließen Sie die Augen. Nehmen Sie Ihre Wirbel und Ihre Wirbelsäule so genau wie möglich wahr; beachten Sie (ohne Wertung) jeden kleinsten Bereich, den Sie noch nicht spüren können. Visualisieren Sie Ihre Energie, wie sie sich sammelt und eine stützende Säule entlang Ihrer Wirbelsäule bis in den Boden hinein bildet. Beobachten Sie die Empfindungen, die sich mit dieser Energieverteilung verbinden. Sind sie vertraut? Fällt es Ihnen leicht? Sind sie Ihnen angenehm? Wenn Sie Ihre Energie auf diese Weise gesammelt und einigermaßen stabilisiert haben (keine Wertung!), öffnen Sie die Augen und schauen Sie Ihren Partner an. Beobachten Sie, was geschieht. Wenn Ihre Energie nach außen zu Ihrem Partner hin fließt, lassen Sie es geschehen. Schließen Sie dann die Augen und ziehen Sie Ihre Energie zurück, so daß sie wieder eine Säule um ihr Rückgrat bildet. (Wenn Ihre Energie _nicht_ automatisch zu Ihrem Partner fließt, so unterstützen Sie es mit Ihrer Absicht, visualisieren Sie es und geben Sie Ihre Energie zum Verschmelzen frei. Ziehen Sie sie dann zurück in eine Säule.) Wenn Sie fertig sind, öffnen Sie wieder die Augen. Versuchen Sie diesmal, die Säule ein paar Sekunden lang aufrechtzuerhalten, bevor Sie Ihre Energie freigeben, so daß sie mit dem anderen verschmelzen kann. Genießen Sie das Verschmelzen. Schließen Sie die Augen und bauen Sie die Säule wieder auf. Wiederholen Sie den Vorgang von Abgrenzen-Verschmelzen-

Abgrenzen mehrmals. Beachten Sie, daß es Ihnen zunehmend leichter fällt. Wahrscheinlich wird es auch kraftvoller werden. (Dies ist, abgesehen von anderen Wirkungen, auch eine Aufladeübung für Paare.) Öffnen Sie dann die Augen, halten Sie die Abgrenzung aufrecht, genießen Sie die Empfindungen. Überlassen Sie sich dem Verschmelzen; genießen Sie diese Empfindungen. Erlauben Sie sich, Laute zu äußern. Ziehen Sie dann *mit geöffneten Augen* Ihre Energie zurück in eine Säule um Ihr Rückgrat. Genießen Sie die Empfindung, abgegrenzt, aber präsent zu sein. Genießen Sie die Ladung zwischen sich und Ihrem Partner. Dann können Sie, wenn Sie wollen, sich dem Verschmelzen überlassen und Ihren Partner umarmen. Beobachten Sie Ihre Vorlieben. Was fällt Ihnen leichter – abgegrenzt zu sein oder zu verschmelzen? Was ist schöner und wann? Was ist sicherer? Wann?

Übung 40: Wiederholen Sie den grundlegenden Vorgang des Abgrenzens und Verschmelzens, doch atmen Sie diesmal – stehend – mit dem Becken, wobei Sie zuerst die Augen schließen und dann Ihren Partner anschauen. Wenn es Ihnen angenehm ist und der Impuls dazu vorhanden ist, werden Sie vielleicht Ihre Arme nach Ihrem Partner ausstrecken wollen. Versuchen Sie es mit geschlossenen und dann mit offenen Augen. Fahren Sie fort, zu verschmelzen und sich wieder abzugrenzen (solange es Ihnen angenehm ist), um diese energetischen «Muskeln» unter den Bedingungen höherer Ladung zu kräftigen. Erlauben Sie sich, die Gefühle und Empfindungen, die aufsteigen, wahrzunehmen. Lassen Sie zu, daß sie sich bewegen und sich in Ihnen selbst ausbreiten (und zu Ihrem Partner hin und durch ihn hindurch, wenn Sie wollen). Expressive Laute werden Sie energetisch ausdehnen und das, was geschieht, intensivieren. Lassen Sie nach der Übung Ihren Partner wissen, was Sie fühlen.

Übung 41: Strecken Sie Ihre Arme, während Sie im Becken atmen und Augenkontakt halten, nach und nach zur Seite und

nach vorn aus (in der Gestalt einer Schale). Berühren Sie mit Ihren Fingerspitzen langsam die Ihres Partners. Atmen Sie weiterhin im Becken und lassen Sie Ihre Fingerspitzen mit dem Atem vor und zurück pulsieren. Lassen Sie expressive Laute zu.

In Beziehungen (und in uns selbst) geschieht es oft, daß das Geben und Nehmen aus dem Gleichgewicht kommt. Die folgende Übung verhilft dazu, diese beiden Aspekte wieder in Harmonie zu bringen.

Übung 42: **Setzen oder legen Sie sich bequem hin und nehmen Sie Ihren Atem wahr. Achten Sie darauf, daß Sie nicht werten. Gestehen Sie sich das Wissen darüber zu, was Sie für sich selbst zu nehmen wünschen. Seien Sie genau. Wählen Sie etwas Bestimmtes aus und atmen Sie es ein. Lassen Sie in Ihrem Bewußtsein etwas aufsteigen, das Sie *geben* wollen. Atmen Sie es hinaus ins Universum. Fahren Sie damit fort, bis Ihre Imaginationskraft oder Ihr Mut Sie verlassen. Beobachten Sie Ihren Widerstand gegen das Geben ... oder gegen das Nehmen. Beobachten Sie die Ängste, die sich allein schon beim *Imaginieren* dieses Gebens und Nehmens einstellen. Beobachten Sie die Empfindungen, die auftauchen, und lassen Sie zu, daß sie sich ausbreiten. Erinnern Sie sich daran, daß jedes Festhalten, jedes Zurückhalten, ein Geschenk des Lebens ist, das darauf wartet, ausgewickelt zu werden.**

Es gibt viele Übungen, die Vereinigung *und* Abgrenzung, Kraft *und* Verletzlichkeit, Geben *und* Nehmen unterstützen. Bald werden Sie Ihre eigenen Übungen entwickeln.

Wenn Sie erwachsen werden und an die Grenzen dessen gelangen, worüber die Leute meinen Bescheid zu wissen, bahnen Sie sich einen Weg – nach innen mit sich selbst, nach außen mit anderen Menschen. Vergessen Sie nicht das Leben, das nicht nur aus Menschen besteht. Vielleicht fällt es Ihnen leichter, mit einem Baum zu üben, oder mit Blumen, mit Katzen, mit jungen Hunden, mit Gänsen, mit Seeanemonen. Oder sogar mit Autos. Mit Sternen.

Wir haben das Problem, daß wir mit einer Vorstellung aufgewachsen sind, Hand in Hand glücklich in den Sonnenuntergang zu wandeln, sei das Glück – als ginge es nur darum, uns mit *einer* Person zu vereinigen (wenn wir Glück haben), und das soll alles sein –, und alles übrige im Leben läßt man einfach fallen. Menschen sind die einzigen Kreaturen, die in dieser Hinsicht Schwierigkeiten haben. Der Rest der Schöpfung verschmilzt und trennt sich, tritt ins Sein und löst sich auf, ununterbrochen, aber ohne Bewußtheit. Es mit Bewußtheit zu tun, ist unser Geschenk. Und oft auch unsere Pein.

Unsere kulturelle Metapher, nach der wir leben, besagt, daß der Verstand im Kopf sitzt, die Liebe im Herzen und das Verlangen in den Leisten. Das ist nichts, wogegen wir kämpfen müßten. Doch wir müssen uns nicht auf diese Metaphern beschränken. Wir müssen nicht nach begrenzten Definitionen leben. Wenn die Liebe im Herzen sitzt, das Verlangen in den Leisten und der Verstand im Kopf, dann lassen Sie die Bewußtheit überall zu Hause sein.

11
Die energetische Umarmung

Wie ich mehr als einmal sagte, wachsen wir mit vielen festgelegten Vorstellungen über die Dinge des Lebens auf, zumal über Sex. Männer sind anatomisch dazu angelegt, einzudringen und eingehüllt zu werden; Frauen sind dazu angelegt, einzuhüllen und durchdrungen zu werden. Die Vorstellungen, die man an diese Anatomie angehängt hat, schaffen jedoch unnötige Beschränkungen. Energie ist nicht in dieser Weise beschränkt. Ob Sie männlich oder weiblich, homosexuell oder heterosexuell sind – was immer Sie mit Ihrer Energie machen, ist nicht durch Geschlecht oder Anatomie begrenzt.

Wenn zwei Menschen einander umarmen, finden viele Energiebewegungen statt. Je mehr Entscheidungsfreiheit Sie über die Bewegungen Ihrer Energie haben, desto mehr Subtilität und Vielfalt ist Ihnen in der Vereinigung möglich. Sie können in der Umarmung Ihre Energie auf aktive oder passive Weise bewegen; Sie können Sie dazu verwenden, einzudringen, oder dazu, einzuhüllen. Trotz der bei uns üblichen kulturellen Vorstellungen ist die aktive Bewegung der Energie nicht unbedingt eindringend; und ebenso ist die passive Bewegung nicht unbedingt einhüllend. Die vier grundlegenden Bewegungen ergeben für jede Person in der Umarmung eine Zweimalzwei-Matrix an Möglichkeiten. Dies ist die Matrix der Umarmung:

	aktiv	passiv
eindringend	Die meisten «Helden», der «normale» Mann, der Vergewaltiger: Gilgamesch John Wayne Lancelot	Der junge sterbende Gott: Attis James Dean Galahad
einhüllend	Große Mutter: mütterlich bis übermächtig bis verschlingend Kybele Tiamat Medea Joan Crawford Isis Zauberin, Hexe: Circe Morgan le Fey Hekate	«Normale» Frauen: Psyche Guinever Penelope Merle Oberon Olivia de Haviland

In die Kästen der Matrix habe ich einige der Bewertungen, Meinungen, Vorstellungen und Erwartungen eingetragen, die jeweils «passen». Sie sind allerdings nicht verbindlich. Welche halten Sie für «richtig» oder «falsch»? Notieren Sie Ihre eigenen Beurteilungen, wenn Ihnen welche einfallen. Von welchen können Sie sich freihalten? Lassen Sie bei der folgenden Übung zu, daß Sie sich Ihrer Vorlieben bewußt werden.

Übung 43: **Stellen Sie sich Ihrem Partner in einer angemessenen Entfernung gegenüber. Machen Sie miteinander aus, wer zuerst aktiv und wer passiv ist. Wenn Sie zuerst die aktive Rolle** übernehmen, machen Sie eine Pause, um sich zu sammeln; nehmen Sie Ihr Abgegrenztsein wahr, schauen Sie dann Ihren Partner an und schicken Sie aktiv Ihre Energie zu ihm, so daß sie ihn einhüllt. (Ihr Partner wird Sie gleichzeitig passiv durchdringen). Beobachten und genießen Sie Ihre Empfindungen, ohne zu sprechen. Äußern Sie expressive Laute, wenn Sie wollen. Ziehen Sie jetzt Ihre Energie zurück. Sammeln Sie sie um die Wirbelsäule wie in der Grundübung des Verschmelzens und Abgrenzens. Machen Sie eine Pause, nehmen Sie wieder Augenkontakt mit Ihrem Partner auf und senden Sie Ihre Energie wieder aktiv aus, diesmal jedoch, um in seinen Körper energetisch einzudringen. (Ihr Partner wird Sie zugleich passiv einhüllen.) Achten Sie auf Ihre Reaktion. Unterstützen und erweitern Sie das, was Sie fühlen, durch entsprechende Laute. Erlauben Sie Ihrem Erleben dieser Energie, sich auszudehnen. Lassen Sie sich Zeit. Wenn Sie damit fertig sind, ziehen Sie Ihre Energie zurück. Machen Sie eine Pause, um deutlich wahrnehmen zu können.

Wechseln Sie nun die Plätze in der Matrix, so daß Sie Ihre Energie jetzt passiv bewegen. Während Ihr Partner Sie aktiv einhüllt, erlauben Sie Ihrer Energie, passiv in ihn einzudringen; lassen Sie sich hineinziehen. Beobachten Sie, welche Empfindungen sich bei jedem Wechsel einstellen und wie Sie sich dabei fühlen. Geben Sie Ihren Gefühlen mit Lauten Ausdruck. Trennen Sie Ihre Energien, wenn Sie beide bereit dazu sind. Nehmen Sie dann, während Ihr Partner aktiv in Sie eindringt, die gleichzeitige Empfindung wahr, ihn passiv einzuhüllen. Lassen Sie zu, daß sich Ihre Gefühle in Ihrem Körper ausbreiten. Lassen Sie sich so tief auf jeden Aspekt der Umarmung ein, wie es Ihnen angenehm ist. Umarmen Sie einander körperlich, wenn Sie beide das wünschen.

Ziehen Sie Ihre Energie zurück. Bestätigen Sie einander Ihre Abgegrenztheit und Präsenz. Setzen Sie sich zusammen und reden Sie über Ihre Erfahrung. Achten Sie darauf, über welche energetische Bewegung Sie eine Meinung haben. Welche ist die einfachste? Welche die genußvollste? Welche die angenehmste? Welche die erregendste? Fällt Ihnen eine davon schwer? Empfinden Sie eine davon in irgendeiner Weise als «falsch»? Gibt Ihnen Ihre kulturelle Gewohnheit zu verstehen, daß nur Männer – oder nur Frauen – die eine oder die andere dieser Bewegungen machen sollten? Beobachten Sie, ob Sie bereit sind, alle Ihre energetischen Möglichkeiten in dieser Umarmung zu genießen. Anerkennen Sie Ihre Vorlieben ohne Bewertung.

Versuchen Sie diese Übung mit verschiedenen Menschen, allerdings nicht notwendigerweise gleich direkt mit einem nach dem anderen. Achten Sie darauf, daß sich die Erfahrung des Umarmens mit jedem neuen Partner verändert. Ändern sich Ihre Vorlieben?

Jede einzelne dieser Paarübungen kann als Umarmung genossen werden. Auch die Einzelübungen können von Paaren angewandt werden, und man kann die Umarmung dabei miteinbeziehen.

Übung 44: Setzen Sie sich einem Partner gegenüber auf den Boden, die Knie geöffnet und die Fußsohlen in Berührung miteinander. Rücken Sie einander näher, bis Sie Ihre Füße ineinanderhaken können, so daß die Beine eines jeden je ein Bein des anderen umschließen. Lassen Sie sich Zeit, um die Qualität des energetischen Kontakts zu spüren. Lassen Sie zu, daß Ihre Empfindungen sich in Ihrem ganzen Körper ausbreiten. Äußern Sie einen Laut, der Ihrer Empfindung entspricht. Vielleicht wollen Sie die Energie Ihrer Empfindungen über sich selbst hinaus und in Ihren Partner fließen lassen.

Neigen Sie sich beide nach vorn und legen Sie Ihre Hände locker auf die Schultern des anderen. Nehmen Sie sich wieder Zeit, um den Kontakt auszukosten, und erlauben Sie Ihren Empfindungen, sich in Ihrem ganzen Körper – und vielleicht über Sie und Ihren Partner hinaus – auszudehnen. Wenn Sie einen Partner haben, dem Sie vertrauen, werden Sie vielleicht feststellen, daß Sie eine Art Stromkreis bilden – daß das, was Sie erfahren und sich ausdehnen lassen, durch ihn/sie hindurchfließt und mit der Färbung dessen zu Ihnen zurückkehrt, was er/sie erfährt. Um die Verbindung zu vertiefen und den Stromkreis zu intensivieren, neigen Sie sich einander zu und berühren einander sanft mit der Stirn. Äußern Sie Laute, die Ihre Gefühle zum Ausdruck bringen. Sie können auch versuchen zu summen. In dieser Haltung können Sie es wieder mit den verschiedenen Arten des Energieaustauschs der Matrix der Umarmung versuchen.

Wenn Sie sich tiefer auf diese Übung einlassen wollen, können Sie jetzt mit einer kreisenden Bewegung aus Ihren Hüftgelenken heraus beginnen. Bleiben Sie energetisch mit Ihrem Partner verbunden. Entspannen Sie sich in den Rhythmus der Bewegung. Summen Sie. Erlauben Sie der Bewegung, sich auszudehnen und sanft Ihr Becken zu öffnen. Lassen Sie den Kreis nach und nach weiter werden. Achten Sie auf die Empfindungen, die sich einstellen. Äußern Sie Ihre Gefühle mit Lauten und erlauben Sie ihnen, sich in Ihrem ganzen Wesen auszubreiten. Erlauben Sie ihnen, Ihren Partner zu berühren. Ruhen Sie zusammen aus.

Legen Sie sich, während Ihre Beine noch immer mit denen Ihres Partners verschränkt sind, zurück, und ruhen Sie bequem mit geöffneten Knien. Entspannen Sie die Muskulatur Ihrer Beine so vollständig wie möglich. Heben Sie nun sehr, sehr langsam Ihre Knie an. Lassen Sie jegliches Vibrieren oder Zittern zu, das sich einstellt. Halten Sie kurz in jeder Haltung inne, in der ein Vibrieren auftritt. Lassen Sie Ihre Aufmerksamkeit in diesem Vibrieren ruhen. Lassen Sie den Puls der Vibration durch Ihre Beine zu Ihrem Partner und in Ihren Körper gehen. Vergessen Sie nicht, daß das kein Alles-oder-nichts-Vorgang ist. Respektieren und unterstützen Sie alles, was Sie erfahren, anstatt auf mehr zu bestehen. Äußern Sie Laute. Summen Sie. Stellen Sie ein Zunehmen des Vibrierens fest, wenn Ihre Knie sich im gleichen Winkel wie die Ihres Partners befinden? Nehmen Sie nach und nach die Knie hoch; lockern Sie sie dann ganz langsam wieder. Nehmen Sie sie wieder langsam hoch. Spüren Sie diesmal der Haltung der größten Offen-

heit und des freiesten Fließens innerhalb dieses Spektrums der Bewegung nach. Ruhen Sie darin aus. Erlauben Sie wieder der Energie dieser Vibration, sich in Ihrem Körper auf und ab zu bewegen. Lassen Sie zu, daß sich Ihre Empfindungen ausdehnen und sich in Lauten ausdrücken.

Falls Sie an irgendeinem Punkt dieser Übung das Gefühl haben sollten, so viel Energie aufgenommen zu haben, daß die Spannung zu groß wird, legen Sie sich ein paar Minuten lang auf die linke Seite oder nehmen eine andere bequeme Haltung ein. Sie können mit Ihrem Partner in körperlichem Kontakt bleiben oder sich von ihm trennen. (Denken Sie daran, daß körperliche Trennung nicht energetische Trennung bedeutet, und daß energetische Trennung nicht der Zurückweisung oder des emotionalen Rückzugs bedarf.) Erlauben Sie in dieser Ruhepause der Energie, die Sie befreit haben, Sie auszudehnen; geben Sie auch dem Körper Zeit, damit er sich wortwörtlich einverleibt, was Sie gelernt haben. Die Ruhephasen dieser Übung (und aller anderen) sind genau so wichtig für die Wirkung der Übung wie der aktive Teil. Wenn Sie sich ausgeruht haben, mag es für Sie und Ihren Partner gut sein, wenn Sie sich die Zeit nehmen, einander in Worten Ihre Erfahrungen mitzuteilen.

Übung 45: **Nehmen Sie mit Ihrem Partner eine Stellung ein, die von den Tantrikern Yab-Yum genannt wird. Das bedeutet, daß Sie in Berührung einander gegenübersitzen, wobei Ihrer beider Beine jeweils den anderen umschlingen und Sie einander in den Armen halten. Sie können in dieser Stellung den sexuellen Kontakt miteinbeziehen oder nicht; versuchen Sie es zuerst ohne ihn.**

(Die Illustration auf Seite 103 zeigt ein tantrisches Paar in körperlicher und energetischer Umarmung in der Yab-Yum-Stellung. Hierauf bezieht sich das Zitat im 1. Kapitel: «Der Vajra des Yab verband sich mit dem Lotus der Yum, und gemeinsam erlangten sie einen Zustand großen Gleichmuts».)

Atmen Sie beide mit dem Becken. Versuchen Sie zuerst, im gleichen Rhythmus zu atmen, so daß Ihre Becken sich im Einatmen auseinanderbewegen und im Ausatmen zusammenkommen. Bewegen Sie sich sanft und erforschen Sie diesen Kontakt. Experimentieren Sie mit verschiedenen Rhythmen. Lassen Sie Laute zu und erlauben Sie der Empfindung, sich auszudehnen. Berühren Sie, wenn Sie wollen, einander mit der Stirn, um den energetischen Stromkreis zu schließen. Versuchen Sie, um noch tiefer in die Erfahrung hineinzugehen, Ihre Augen zu schließen, und bedecken Sie die Ohren Ihres Partners leicht mit den Händen. (Achten Sie darauf, daß Ihre Schultern entspannt bleiben.) Lassen Sie sich ganz auf die Empfindungen ein, die aufsteigen. Respektieren Sie auch hier wieder Ihre Grenzen; ruhen Sie aus, wenn es nötig ist.

Variieren Sie das Atemmuster, so daß Sie im Gegenrhythmus atmen und Ihre Becken beim Atmen in Verbindung bleiben. Werden Sie eins mit Ihren Empfindungen. Erleben Sie dieses Muster anders? Wie? Haben Sie eine Vorliebe? Oder Ihr Partner?

Übung 46: Setzen Sie sich bequem einem Partner gegenüber. Jeder reibt seine Hände, bis sie warm sind und Sie die Ladung zwischen ihnen spüren können. Nähern Sie dann Ihre Zeigefinger langsam denen Ihres Partners. Beachten Sie, wann Sie den Kontakt spüren, wann Sie sich berührt fühlen. Bleiben Sie kurze Zeit in diesem Abstand und erlauben Sie der Ladung zu wachsen; lassen Sie das Feld vor und zurück schwingen, wenn Sie wollen, indem Sie wiederholt die zwei Finger ein wenig nähern und wieder entfernen. Führen Sie dann die Fingerspitzen zusammen. Schließen Sie die Augen. Beginnen Sie, während Sie die Wahrnehmung des energetischen Kontakts aufrechterhalten, mit einer sanften Bewegung, einer Art Tanz Ihrer Arme und Hände. Richten Sie Ihre Aufmerksamkeit auf die Empfindungen von Fließen und Kontakt. Wer führt? Führt einer von Ihnen? Erlauben Sie der Bewegung, sich auszudehnen und Sie zu Ihren Füßen zu führen, wenn der Fluß dazu ein-

lädt. Dehnen Sie den Tanz aus und ziehen Sie ihn zusammen, wie er will. Lassen Sie ihn nach oben und nach unten gehen. Ruhen Sie aus. Achten Sie auf Ihre Gefühle und andere Reaktionen auf diese energetische Hochzeit. Ist es schön für Sie? Ist es zermürbend? Angenehm? Erregend?[2]

Viele machen die Erfahrung, daß diese Einübung ihnen zur Einsicht in ihre Gefühle und Reaktionen im Zusammenhang mit der Vereinigung verhilft – in die Möglichkeit dazu, in die Frustration, die damit verbunden sein kann usw.

Dieses Kapitel wäre nicht vollständig – ebensowenig wie das Leben – ohne einen Blick auf einige der üblichen Unannehmlichkeiten, die sich ergeben, wenn Menschen in die Umarmung streben und sie «danebengeht».

Übung 47: **Stellen Sie sich einem Partner, dem Sie vertrauen, gegenüber, und bereiten Sie sich für die Übung des energetischen Eindringens vor. Diesmal lassen Sie beide Ihre Energie aktiv energetisch eindringen. Was geschieht, wenn Sie aufeinanderprallen? Welche Empfindungen steigen in Ihnen auf? Welche Gefühle? Wenn Sie es persönlich nehmen würden, wie würden Sie dann über die andere Person denken? Vielleicht reizt Sie das zum Lachen?**

Versuchen Sie es nun damit, daß jeder von Ihnen den anderen passiv einhüllt. Welche Empfindungen und Gefühle steigen diesmal auf? Wie ist die Qualität des Kontakts? Fühlen Sie sich frustriert? Wofür entscheiden Sie sich? Wie reagieren Sie? Schütteln Sie es ab und/oder lachen Sie.

Versuchen Sie es noch einmal, wobei einer von Ihnen aktiv eindringt und der andere passiv eindringt. Was geschieht? Empfinden Sie eine dieser Varianten als schmerzlich vertraut? Noch einmal: Diesmal praktiziert der eine das aktive Einhüllen, während der andere passiv einhüllt. Beobachten Sie wieder, welche Verwirrungen, Verwicklungen, Frustrationen sich ergeben und zu welcher Beurteilung dieses Menschen (und Ihrer selbst) Sie sich veranlaßt fühlen würden, wenn Sie unter

Abb. 4

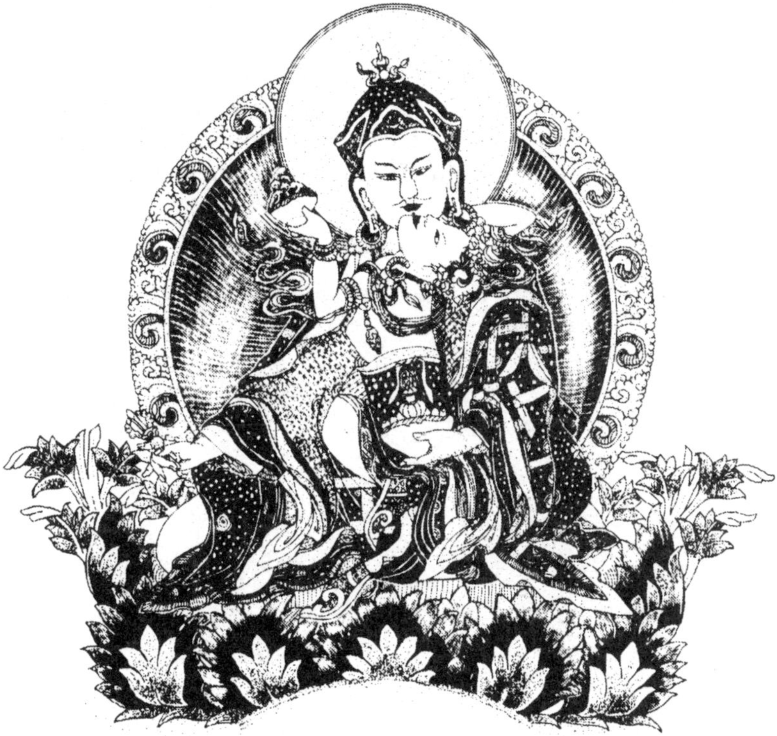

Yab-Yum

Padmasambhava und Yeshe Tsogyel in körperlicher und energetischer Vereinigung.
Ausschnitt aus einem Thangka, das 1980 von Lama Gonpo Rinpoche fertiggestellt wurde.
Zeichnung von Judith Santry

diesen Bedingungen «wirklich» nach Vereinigung und Umarmung streben würden.

Um das Kapitel mit einem befriedigenderen Ausklang abzuschließen, versuchen Sie es mit

Übung 48: **Stellen Sie sich Ihrem Partner nahe genug gegenüber, so daß Ihre gebeugten Knie einander berühren und dabei stützen. Umarmen Sie einander von den Knien aufwärts. Lehnen Sie sich gegeneinander in der Umarmung. Nehmen Sie Ihre emotionale und energetische Reaktion auf diese Unterstützung und Intimität wahr. Trennen Sie sich nach Wunsch.**

12
Aber ich kann nicht...
und andere Herzensklagen

Wir alle erleben Grenzen des Genusses – im Sein, in der Beziehung, im Berührtwerden. Wir begrenzen auch unser Wünschen, unser Zuwenden und Hinausgreifen, unsere Erregung, unser Lieben. Die meisten dieser Grenzen haben wir erlernt und gewählt. Gewiß, wir sind uns im allgemeinen der Entscheidungen nicht bewußt, die unsere Kultur für uns trifft, auch nicht einmal derjenigen, die wir vor langer Zeit als Kinder getroffen haben über das, was möglich und angemessen ist. Unsere Gesellschaft lehrt uns, daß es «richtig» oder «angemessen» ist, jemanden zu lieben oder haben zu wollen, der schön oder reich oder mächtig ist; und sie sagt uns auch, was *schön, reich* und *mächtig* ist. Diese Definitionen begrenzen unsere Liebe und deren Genuß. Die meisten Menschen fühlen sich rundherum besser, wenn sie sich geliebt fühlen und lieben. Warum warten? Warum unser Lieben begrenzen?

Übung 49: **Worauf warten Sie? Richten Sie Ihre Aufmerksamkeit auf die Grenzen Ihres Liebens und Ihres Genusses. Fragen Sie sich selbst:**
Wem / wen / was / von wem / wovon / wann
- **lasse ich zu, daß ich liebe?**
- **lasse ich zu, daß ich geliebt werde?**
- **bin ich bereit, haben zu wollen?**

- lasse ich mich erregen?
- lasse ich mich berühren?
- bin ich bereit, mich zuzuwenden?
- bin ich bereit, empfangen zu wollen?

Übung 50 – Das Kissen des Herzenswunsches: Setzen Sie sich allein oder mit jemandem, dem Sie vertrauen, still auf den Boden. Legen Sie ein kleines Kissen vor sich hin. Visualisieren Sie das Bild Ihres Herzenswunsches und legen Sie es auf das Kissen. Achten Sie darauf, inwieweit Sie dies befriedigt. Greifen Sie hinaus und nehmen Sie es an sich. Was fühlen Sie? Erlauben Sie Ihren Gefühlen, sich auszudehnen. Lassen Sie das Hinausgreifen zu? Das Nehmen? Welche Widerstände bauen Sie gegen das Risiko auf,

- zu erkennen, was Sie haben wollen?
- zu erkennen, daß Sie es haben wollen?
- zu erkennen, wie sehr Sie es haben wollen?
- es zu nehmen?
- es in sich aufzunehmen?

In einer Gruppe, mit der ich diese Übung machte, waren nur drei Teilnehmer von siebzehn bereit, die Übung ganz auszuführen. Ein paar mehr waren wenigstens bereit zu erkennen, wonach sie greifen wollten, aber sie waren nicht bereit, es auch zu tun. Das ist ein Maßstab – nicht für ihren Mangel an Mut, sondern für die Größe der Gefahr, die wir darin sehen, etwas von Herzen haben zu wollen. Eine alte Sufi-Übung empfiehlt, daß man damit beginnen sollte, sich selbst zu lieben. Von hier aus können Sie dann die Sterne und den Mond lieben, dann die Berge, die Bäume und Pflanzen und Blumen, dann all die Tiere und dann (als letztes) die Menschen, wobei Sie sich selbst miteinbeziehen.

Übung 51: Nehmen Sie sich vor zu lieben. Stellen Sie fest, wann Sie lieben. Stellen Sie fest, wo Sie lieben. Beginnen Sie hier. Lieben Sie, wo Sie können, wen oder was Sie können, wann immer Sie können.

Diese «Übung» des Liebens kräftigt Sie wie jede andere Übung auch. Sie gibt der Liebe mehr Raum in Ihnen.

Übung 52: Stellen Sie eine Liste der Situationen auf, in denen Sie sich «gut» fühlen – froh, erregt, liebend, beglückt, euphorisch, freudig erregt, verzückt. Lassen Sie *nichts* aus. Bewerten Sie nichts als albern, unpassend, trivial oder falsch. Beachten Sie, daß Sie in diesen Situationen, in denen Sie sich «gut fühlen», Ihre Energie sich ausdehnen lassen. Ihr physischer Körper entspannt sich; Ihr Muskeltonus verbessert sich.

Notieren Sie als nächstes jene Situationen, in denen Sie sich «schlecht» fühlen, d. h. ärgerlich, zornig, furchtsam, mißbilligend, außer sich, angstvoll, deprimiert, kummervoll. Beachten Sie, daß Sie Ihre Energie zusammenziehen (und zweifellos auch Ihren Körper); stellen Sie fest, *wo* Sie sich zusammenziehen, energetisch und körperlich.

Übung 53: Wählen Sie eine Situation, in der Sie sich gut fühlen, und nehmen Sie genau wahr, was geschieht, wenn Sie sich ausdehnen. Finden Sie Ihre energetischen «Muskeln». Wenn Sie sich das nächste Mal in einer Situation befinden, in der es Ihre Gewohnheit ist, sich auszudehnen, ziehen Sie sich stattdessen zusammen und beobachten Sie, wie dies Ihre Gefühlslage beeinflußt. Dies ist eine erste Lektion darin, zu fühlen, was Sie bewußt fühlen wollen. Gehen Sie nun weiter und lassen Sie zu, daß Sie sich wie gewöhnlich ausdehnen. Beobachten Sie, *wie* Sie das tun.

Übung 54: Diesmal wird es ein bißchen schwieriger. Wenn Sie in einer Situation sind, in der es Ihre Gewohnheit ist, sich zusammenzuziehen, dehnen Sie sich statt dessen aus. (Ich weiß, das ist unerwartet. Es bedarf eines gewissen Kraftakts der Imagination.) Machen Sie es sich selber schwer? Sagen Sie:

- Ich möchte denen nicht die Befriedigung geben ...
- *Niemand* fühlt sich in so einer Situation wohl ...
- Das ist blödsinnig ...

• Das ist zu schwierig ...?
Entspannen Sie sich; dehnen Sie sich trotzdem aus. Beobachten Sie, wie Ihre Gefühle sich verändern.

Übung 55: Erinnern Sie sich an eine Gelegenheit, bei der Sie sich ganz besonders gut gefühlt haben. Stellen Sie sich die Situation in allen Details vor: Anblick, Geräusche, Geruch, Geschmack, Berührungsqualität. Lassen Sie sie für sich Wirklichkeit werden. Machen Sie sie lebendig. Versenken Sie sich in die Sinnesempfindungen dieser Erfahrung. Erwecken Sie die guten Gefühle wieder zum Leben. Beobachten Sie, wie dies Ihre Stimmung und Ihre Energie beeinflußt. Beobachten Sie, wie Stimmung und Energie sich der Realität anpassen, die Sie wiederbelebt haben. Erlauben Sie die Ausdehnung.

Machen Sie vorsichtig dieselbe Übung, wobei Sie eine unangenehme Erfahrung verwenden. Beobachten Sie die Bewegung der Energie und wie Ihr Körper dabei mitgeht. Zusammenziehung? Kompression? Zusammenbruch? Erlauben Sie Ihrer Wahrnehmung, sich von der Bewegung freizuhalten. Beobachten Sie die Zusammenziehung (oder die Kompression oder den Zusammenbruch) und halten Sie ein, *bevor* Sie darin steckenbleiben. Nehmen Sie jede Tendenz zur Entscheidung, daß «schlechte» Gefühle realer seien als die «guten», ganz bewußt wahr. Gestehen Sie dem erfreulichen Gefühl Realität zu. Erlauben Sie die Ausdehnung. Halten Sie die Energie innerhalb einer Grenze, die genußvoll für Sie ist. Lassen Sie sie pulsieren.

(Sie haben jetzt einen energetischen «Liegestütz» gemacht.)

Versuchen Sie nun, von der angenehmen Erinnerung zur unangenehmen zu wechseln, bis es leicht und locker geht, und lassen Sie dabei den Rhythmus von Ausdehnen/Zusammenziehen/Ausdehnen zu, ohne steckenzubleiben. Richten Sie Ihre Aufmerksamkeit darauf, wie Sie den Rhythmus selbst empfinden. Variieren Sie den Rhythmus: langes Ausdehnen/

Zusammenziehen/Ausdehnen wie ein langsames, tiefes Atmen; schneller, lebendiger Wechsel wie das Flattern eines Kicherns. Üben Sie das Ausdehnen/Zusammenziehen/Ausdehnen, ohne die Erinnerung zu benützen. Beobachten Sie, wie sich die Gefühle der energetischen Bewegung anpassen.

Übung 56: **Rufen Sie sich die Übungen des «energetischen Atems» in Erinnerung: Auflösung/Verdichtung, Zusammenbruch/Ballon-Effekt, Zügeln/Kompression. Suchen Sie nach Ereignissen in Ihrer Erinnerung, die diese energetischen Bewegungen in Gang bringen. Üben Sie das «Atmen» vor und zurück auf jeder Achse. Verwenden Sie die Erinnerung als Hilfsmittel, bis Sie ausdehnen/zusammenziehen, verdichten/auflösen, zusammenbrechen/Ballon-Effekt erzeugen und zügeln (anstatt komprimieren) können – ganz nach Ihrer Wahl.**

Eine der üblichen Herzensklagen ist: «Ich habe überhaupt kein Verlangen.» Höchstwahrscheinlich ist das nicht wahr. Sie haben wahrscheinlich eine ganze Menge Verlangen auf eine (im Augenblick) ziemlich begrenzte und unbefriedigende Art. Vielleicht nehmen Sie auch an, daß Sie nicht bekommen können, was Sie haben wollen. Mit einiger Sicherheit setzen Sie voraus, daß die Tatsache, nicht bekommen zu können, was Sie haben wollen, zugleich bedeutet, daß Sie keine Befriedigung finden können. Gerade daran glauben die meisten Menschen zutiefst. Ich aber sage, daß Sie *die Energie* Ihres Verlangens nach etwas, das Sie nicht haben und niemals haben werden, verwenden können, um jetzt, sofort, Befriedigung zu erlangen.

Beginnen Sie da, wo Sie sind. Vermeiden Sie Bewertungen. Umarmen Sie Ihre Unwissenheit. Es ist gerade das, was Sie nicht wissen, das einen neuen Raum für Sie schaffen wird. Versuchen Sie, die Meinung aufzugeben, Sie *wüßten* genau, daß etwas nicht mit Ihnen stimmt; es ist nicht wahr. Sie sind ein menschliches Wesen, und Sie haben Grenzen. Sie wollen sie ausdehnen. Und genau hier, sehen Sie, haben Sie ein Verlangen. Wir wollen es benützen, um Befriedigung zu finden.

Übung 57: Legen Sie sich auf eine bequeme Unterlage und lassen Sie die Empfindungen des Wartens zu. Beobachten Sie, wie Sie sich dabei fühlen. Wenn es Ihnen unangenehm ist, so suchen Sie nach der Stelle der Zusammenziehung, die das Unbehagen auslöst. _Wo_ spüren Sie das Habenwollen? In Ihrer Brust? In Ihrem Bauch? In Ihren Augen? Spüren Sie die Empfindung des Verlangens in Ihrem Körper auf, wo immer sie auch sein mag.

Dieses Habenwollen, dieses Verlangen – wie wenig oder wie viel Geringschätzung Sie ihm auch entgegenbringen mögen – ist ein potentieller Genuß!

Versuchen Sie, es wie in früheren Übungen ein wenig zu bewegen.

Achten Sie auf alle Meinungen, die Sie von diesem bestimmten Verlangen haben, wie etwa, daß Ihre Mutter nicht einverstanden wäre, oder daß es sinnlos ist, etwas haben zu wollen, das Sie nicht haben können, oder daß es sowieso nichts ausmacht, oder daß Sie einfach nicht *können* . . .

Erlauben Sie der Energie Ihres Verlangens, sich ein kleines Stückchen weit auszudehnen.

Beobachten Sie, was Sie fühlen. Spüren Sie die Angst, haben zu wollen und nicht zu bekommen? Es ist eine Aufforderung zum Zusammenziehen. Nun gut, ziehen Sie sich zusammen, aber ebenfalls nur ein Stückchen weit. (Was ist leichter – ausdehnen oder zusammenziehen? Was ist Ihre Gewohnheit? Was ist Ihre Vorliebe?)

Erlauben Sie wieder eine gewisse Ausdehnung in das Verlangen. Wenn Sie das Bedürfnis zum Zusammenziehen verspüren, so geben Sie ihm ein bißchen nach; dehnen Sie sich dann wieder aus.

Ihr physischer Körper wird dieser energetischen Bewegung folgen und sich ebenso entspannen und zusammenziehen. Wie Huhn und Ei stehen Ihr Geist, Ihr physischer Körper und Ihr energetischer Körper in Wechselbeziehung zueinander.

Dehnen Sie sich ein bißchen aus, ziehen Sie sich ein bißchen zusammen. Es ist wie Atmen, ein und aus. Lassen Sie den Rhythmus des Pulsierens zu. Entspannen Sie sich in den Rhythmus hinein.

Ein genußvolles Gefühl kann aufzusteigen beginnen, wenn Sie einfach nur die Erfahrung des Pulsierens zulassen. Lassen Sie so viel davon zu, wie Sie können. Erlauben Sie, daß sich Ihr Verlangen durch Laute ausdrückt.

Bewegen Sie nun die Energie Ihres Verlangens ein wenig in Ihrem Körper umher. Wenn Sie die Sehnsucht in Ihrem Herzen spüren, schicken Sie sie in Ihre Arme und Hände. (Erinnern Sie sich an Absicht, Visualisation, Atem, Bewegung.) Beachten Sie, daß dabei der Wunsch aufsteigt, hinauszugreifen. Lassen Sie es zu. Greifen Sie nach dem, wonach Sie verlangen, selbst wenn Sie es nicht sehen oder fühlen können.

(Seien Sie aufmerksam und barmherzig gegenüber allen Gefühlen der Furcht, der Demütigung, der Mißachtung; man hat Ihnen vielleicht beigebracht, es sei beschämend oder dumm, haben zu wollen, was man «nicht» haben «kann».)

Bewegen Sie nun die Energie abwärts in Ihren Bauch, in Ihr Becken, in Ihre Beine und Füße.

Nehmen Sie Übungen und Hinweise aus dem Kapitel «Steuern der Energie» zu Hilfe. Seien Sie sich Ihrer Absicht bewußt, visualisieren Sie die Bewegung, lassen Sie die körperliche Bewegung hinzukommen, um die Steuerung zu unterstützen, und atmen Sie in die Richtung, die Sie wünschen.

Erden Sie Ihre Füße, und atmen Sie mit dem Becken. Spüren Sie Ihrem Verlangen im Bauch und im Becken nach; spüren Sie es im Boden, wenn Sie können.

Geraten Sie nicht in Panik. Ich weiß, hier gibt es viel zu koordinieren; aber Sie haben ja schon eine ganze Menge gelernt. Beglückwünschen Sie sich, daß Sie so weit gekommen sind. Entspannen Sie sich. Lassen Sie geschehen, was geschieht.

Bewegen Sie nun einen Teil dieser Energie nach oben in Ihr Gesicht und in Ihre Augen. Nehmen Sie die Empfindungen des Verlangens in Ihrem Mund, auf Ihrer Zunge, auf Ihren Lippen und in Ihren Augen wahr. Lassen Sie jetzt alle Bemühung los. Ruhen Sie in der inneren Energiesäule, die Sie aufgebaut haben. Geben Sie Ihrer Hingabe mit Lauten Ausdruck. Wenn Sie sich selbst von der Anstrengung lösen, werden Sie eine Bewegung zum Orgasmus hin spüren.

Das mag nach wenig klingen. Vermeiden Sie Bewertung. Diese Bewegung als klein zu bewerten, ist eine Entscheidung zum Zusammenziehen, und dann müssen Sie wieder von vorn anfangen. In Wirklichkeit ist diese Bewegung des Lebens als Reaktion auf sich selbst eine Art von Wunder. Wir haben alle den unwiderstehlichen Drang, das Wunder verstärken zu wollen.

Jedes Verlangen kann in dieser Weise genutzt werden, um Ihre Kapazität der Erfahrung von Genuß zu erweitern. Das Verlangen nach einem/einer Geliebten ist bei den meisten Menschen am stärksten ausgeprägt; wenn Sie es jedoch aufgeben, die Dinge als trivial zu bewerten, können Sie das Verlangen nach einem heißen Bad, nach einem Sack voller Schokoladentrüffel oder nach einem Aufsichtsratsposten bei General Motors dazu verwenden, sich selbst für den Genuß zu befreien. Es ist die Energie, nicht das Objekt, die den Orgasmus ermöglicht. Sie können das Verlangen nach Genuß selbst dazu verwenden, Befriedigung zu finden.

Manchmal ist es sehr schwer, Menschen zu lieben. Vielleicht sagen Sie: «Ich kann Pflanzen und Tiere lieben, aber ...» Gut. Beginnen Sie noch einmal mit der Beseitigung alter Bewertungen. Machen Sie sich frei von dem «aber». Eine negative Bewertung ist eine Entscheidung zum Zusammenziehen. (Übrigens ist eine positive Bewertung *nicht immer* eine Entscheidung für die Ausdehnung, sondern oft für den Ballon-Effekt.) *Alle Bewertungen verringern das Leben und verringern den Genuß am Sein.* Regen Sie Ihre Gefühle der Liebe mit Hilfe von Pflanzen und Tieren an.

Übung 58: **Wählen Sie eine Blume oder einen Baum oder Ihre Lieblingskatze.**

Bäume sind für den Anfang gut geeignet. Sie sind stabil, sie halten still und sie haben große Mengen von Energie.

Wählen Sie wie bei einem menschlichen Partner einen Abstand von dem Baum, der es Ihnen ermöglicht, seine energetische Präsenz zu spüren und sich selbst noch als abgegrenzt zu fühlen. Formen Sie mit offenen oder geschlossenen Augen die Energiesäule entlang Ihrer Wirbelsäule. Erlauben Sie sich dann, Ihre Liebe zu dem Baum zu fühlen. Lassen Sie Ihre Energie nach vorn fließen und mit der Energie des Baumes verschmelzen. Bleiben Sie bei dem Gefühl des Liebens, während Sie Ihre Energie von dem Baum zurückziehen, und spüren Sie Ihr Abgegrenztsein. Seien Sie mit offenem Herzen abgegrenzt.

(Beachten Sie, daß Sie mit offenem Herzen Ihre Energie nah bei Ihrem physischen Körper halten können, ohne im Zusammenziehen steckenzubleiben.)

Verschmelzen Sie wieder und grenzen Sie sich wieder ab. Machen Sie das so oft, wie Sie wollen; das Pulsieren wird die Ladung erzeugen. Äußern Sie Laute, die Ihre Erfahrung ausdrükken und ausdehnen. Während Sie den Genuß an diesem Pulsieren empfinden, haben Sie vielleicht den Wunsch, ihn durch Beckenatmung zu intensivieren. Wenn Sie Ihre Liebe zu dem

Baum fühlen und dabei erleben, wie die Ladung in Ihnen zunimmt, werden Sie vielleicht ein Verlangen nach Vereinigung spüren. Lassen Sie das Fließen zwischen Herz und Leisten und von Herz und Leisten zum Baum hin zu. Und während Sie zum Baum hinfließen, öffnen Sie sich gleichzeitig, um die Energie des Baumes zu empfangen. Geben Sie sich hin. Erlauben Sie es sich selbst, diese Berührung zu fühlen, während Sie den Baum entweder einhüllen oder in ihn eindringen. Sie werden eine Bewegung zum Orgasmus hin spüren.

Sie können diese Übung in all den Arten variieren, wie sie im Kapitel über «Die energetische Umarmung» beschrieben sind. Wie wäre es mit einer Knie-Umarmung mit dem Baum? Machen Sie die Übung noch einmal mit irgendeinem Geschöpf, das Sie lieben oder mit dem Sie das Gefühl der Vereinigung erfahren möchten. Beobachten Sie, wie verschieden diese Wesen sind und daß vielleicht auch sie ihre energetischen Vorlieben haben. Denken Sie daran, auch Menschen in die große Kategorie der Geschöpfe miteinzubeziehen.

13
Kontrolle und Preisgabe

Sind Sie jemals auf den Gedanken gekommen, sich zu fragen, was Orgasmus eigentlich ist? Ich möchte wetten, daß Sie niemals zu sich selbst gesagt haben: «Nun, es ist eine spontane, reflexive Neuverteilung von Energie.» Zumindest hoffe ich das.[1] Aber der Orgasmus *ist* tatsächlich eine spontane, reflexive Neuverteilung von Energie; und *deshalb* ist der Orgasmus nicht auf die genitale Befreiung beschränkt, und auch nicht auf den sexuellen Kontakt als Stimulus. Das bedeutet, daß Niesen orgasmisch sein kann. Es bedeutet, daß die Spannung, die sich zwischen Ihren Schulterblättern gesammelt hat, orgasmisch befreit werden kann. Es bedeutet, daß Sie immer dann, wenn Sie irgendwo zusätzliche Energie gesammelt haben und bereit sind, sich einfach der Tendenz dieser Energie zur *Bewegung* hinzugeben, den Orgasmus zulassen können.

Ich erwähnte an früherer Stelle Don Juans Beschreibung des Menschen mit wacher Bewußtheit, der «sich auf der Linie zwischen Kontrolle und Preisgabe bewegt». Es ist die Balance zwischen der Kontrolle unserer Reaktionen und unserer Hingabe an sie, die eine «spontane, reflexive Neuverteilung der Energie» ermöglicht. In dem Augenblick, in dem wir uns den wechselseitigen Forderungen der Kontrolle und der Preisgabe hingeben, nähern wir uns einer orgasmischen Antwort auf das Sein. Diese Erfahrungen rühren nicht daher, daß man den Körper einem Schlaraffenland überläßt, sondern daher, daß man immer tiefer in die körperliche Erfahrung eindringt.[2]

Das Zügeln selbst ist ein Modell dieses «Auf-der-Linie-Gehens». Wir halten die Kontrolle, indem wir die Grenze beibehalten, die wir gewählt haben, aber wir geben uns auch dem Impuls preis, uns auszudehnen: Immer wieder dehnen wir uns aus und kehren zur Grenze zurück. Immer wieder gleichen wir Kontrolle und Preisgabe aus. Und in dem Augenblick, in dem wir uns den ausgleichenden Kräften überlassen – ohne die eine oder andere vorzuziehen – wird der Orgasmus unvermeidlich.

Alle Übungen in diesem Buch sind Einladungen, diese Linie zu finden und auf ihr zu gehen, aber jede Übung, jegliche Aktivität kann auf diese Weise eingesetzt werden.

14
Der/die Innere Geliebte

Alles, was wir bis jetzt gelernt haben, führt zu diesem Punkt – dazu, daß Sie die Möglichkeit Ihres eigenen Lebens, das sich in Ihnen bewegt, als orgasmisch zu erfahren beginnen.

Wie können wir nun den Inneren Geliebten/die Innere Geliebte einladen? Wenn Sie sich selbst als das Gefäß erfahren, das von Leben durchdrungen ist, dann brauchen Sie nur das eine zuzulassen: daß dieses Durchdringen Sie in jedem Augenblick so vollständig und zutiefst berührt wie möglich. Natürlich ist dieses «alles» mehr als nur ein kleiner Schritt. Die psycho-orgasmische Übung, die an späterer Stelle in diesem Kapitel vorgestellt wird, ist in sich selbst eine Einladung, die immer weiter ausgedehnt werden kann.

Für mich öffnete sich der Weg dadurch, daß ich an jede Stelle heranging, wo ich Energie zurückhielt – sie statisch hielt –, sei es in meiner unausgesprochenen Sehnsucht nach Vereinigung oder in meiner Angst, das Geld könnte nicht reichen, oder in meinem Zorn auf den Mann, der mich nicht so liebte, wie ich es mir wünschte. Wo immer Energie in statischem Zustand gehalten wird, entsteht Übersättigung, wie ein Honigtopf, der darauf wartet zu fließen. Ich mobilisiere alles, was ich weiß, um die Energie mit meiner Wahrnehmung zu verbinden, um sie in Bewegung zu versetzen und mich ihr dann hinzugeben. Nach und nach wird diese Erfahrung orgasmisch.

In dem Maße, in dem wir unsere Möglichkeiten zu Genuß und Orgasmus auf die genitale Sexualität begrenzen, schränken wir allein schon die Vorstellung von diesen anderen Möglichkeiten ein – oder sie klingen abstrakt und abwegig. Für mich ist nichts so erregend wie die Vorstellung, daß *das Leben* mein Geliebter ist und daß es *immer* um mich wirbt. Mich in dieser Weise mit dem Leben zu verbinden, ist Herausforderung und Hingabe, und auf diese Weise werde ich in jedem Augenblick, in dem ich dazu bereit bin, tiefer ins Lebendigsein hineingeführt.

Schritt für Schritt habe ich mir gesagt: «He, irgend etwas hindert mich daran, mich an meinem Hiersein zu freuen. Was zum Teufel ist es?» Jedesmal, wenn ich einer dieser bekannten inneren Negativitäten begegne – «Ach, ich kann das nicht bekommen!», «Das Leben ist eben nicht so», «Ich werde ihm niemals vergeben!», «Das ist nicht möglich!» –, öffne ich das Energiepaket solch einer Voreingenommenheit; ich öffne mich selbst für neue Geschenke an Energie und Genuß und Erregung. Wann immer ich eine Stelle finde, wo ich die Energie in einer Meinung gefangen halte über das, was ist oder sein könnte, dann weiß ich, daß hier wieder einmal ein Geschenk darauf wartet, ausgewickelt zu werden. Es mag eine Weile dauern, bis ich festgestellt habe, was es ist und wo ich festhalte. Aber es ist immer ein Beharren, ein Zusammenziehen, das zwischen mir und einem vollständigeren Genuß am Sein steht: nicht, daß ich X nicht haben kann, sondern daß ich darauf bestehe, daß ich es haben *muß,* bevor ich mir selbst erlaube, das Sein zu genießen; nicht, daß ich X nicht habe, sondern daß ich *meine,* ich könne es nicht haben, und die Energie in dieser Meinung festhalte. Wenn ich darauf vertrauen kann, daß ich mich für die Möglichkeit der *Befriedigung* öffnen kann – was mehr ist, als X zu bekommen –, dann wird sich meine Fähigkeit zum Genuß ausdehnen.

Meine (bis jetzt) tiefgreifendste Erfahrung dieses Vorgangs ergab sich vor ein paar Jahren. Ich hatte in diesem Juli eine wahre Pechsträhne und begann den August in einem Zustand inneren Aufruhrs. Zuerst war alles, was ich zu fühlen vermochte, Druck und Unbehagen. Dann kam ich zu dem Schluß, daß dieser Druck meine Sehnsucht nach Vereinigung war. Ich sagte: «O nein, daran habe ich doch schon gearbeitet, warum muß ich das jetzt noch einmal durchmachen» – klagen, nörgeln, jammern, winseln, und immer weiter so. Schließlich wandte ich meine Aufmerksamkeit nach innen, über das hinaus, was ich wußte, und ich sagte: «Ich möchte eine Lösung hierfür finden; ich weiß nicht, wie es sein sollte. Ich bin völlig unwissend. Nehmen wir an, ich bin zurückgeblieben; dann wollen wir jetzt einfach etwas gegen dieses Zusammenziehen tun, okay?» Am nächsten Tag wachte ich mit der Entscheidung auf, die Situation nun nicht mehr zu etikettieren. Ich beschloß zu akzeptieren, daß sich eine Menge Energie in mir bewegte – oder sich bewegen wollte; ich beschloß, das Problem nicht mehr «Sehnsucht» zu nennen und die Energie nicht mehr an ein gewünschtes Ergebnis zu binden. Ich beschloß, daß ich mich von nun an, so gut ich konnte, auf die Energie einfach als Energie, als Leben beziehen wollte; ich wollte ihr so viel Raum geben wie ich konnte, und ich wollte ihr so viel Bewegung erlauben wie ich konnte. Dann folgte eine Phase von etwa einer Woche oder zehn Tagen, in der ich das Gefühl hatte, als würde ich zusammengepreßt und auseinandergezogen, immer und immer wieder – wie ein inneres Gebären. Diese Erfahrung stellte mein Vertrauen zu mir selbst und zu meinen Freunden auf die Probe. Ich mußte mich fragen: «Wem vertraue ich? Wie weit vertraue ich mir selbst, anderen enthüllen zu können, daß dies mir geschieht?» Ich sah mich nach solchen Menschen um und verbrachte viel Zeit mit ihnen. Ich erklärte ihnen, daß ich mich nicht allzu sehr zensieren wollte und daß ich vielleicht einige unerwartete Laute von mir geben würde. Eine dieser großen Wellen von Energie würde durchbrechen, und ich würde nach Luft ringen. Seitdem ich es aufgegeben hatte, mich zu zensieren, konnte ich hören, daß es genußvoll klang. Aber immer noch trennte ich mich selbst von der Erfahrung ab. Ich begann mir so weit zu vertrauen, daß ich den Abstand verringerte; ich begann mich hinzugeben. Als ich das tat, wandelte sich meine Wahrnehmung von neutral zu warm zu ekstatisch – dennoch war es immer noch dieselbe Erfahrung, ausgeweitet und von einer großen Flutwelle erfüllt zu werden. Ich wußte und weiß auch heute kein besseres Wort dafür als «orgasmisch».

Ich machte diese Erfahrung mit der Sehnsucht, und meine Sehnsucht wurde von innen her befriedigt. Ich sehnte mich nicht mehr qualvoll nach einem Partner. Dann kam eine verrückte Wut auf einen ehemaligen Liebhaber hoch – ein Verlangen (diesmal das Verlangen, ihn Stück für Stück auseinanderzunehmen), und ich dachte: «Gut, wenn ich mich ausdehnen kann, um meine Sehnsucht zu reinigen, warum sollte ich dann nicht dasselbe mit dieser Wut machen können?» Also tat ich es, und die Wut kühlte ab. Die Energie war da, aber ohne dieses Gefühl der Besessenheit (d. h. der Kompression). Auch in diesem Prozeß fand wieder eine wogende, wallende, genußvolle Befreiung der Energie in meinem ganzen Körper statt. Das wiederholte ich dann mit meiner Angst um Geld, und dabei setzte ich mehr und mehr Genuß frei. (Daran arbeite ich immer noch – es ist einer der zähen Mythen.)

So viel habe ich bis jetzt gelernt: Wann immer ich in mir ein Festhalten entdecke, ein Beharren auf einer bestimmten Bedingung oder einem bestimmten Ergebnis, und es gelingt mir, *die Energie* meines Beharrens von diesem Ergebnis zu trennen, so entsteht Genuß. Am Anfang kommt oft mehr Genuß, als ich brauchen kann – als ich «zügeln» kann – und deshalb ist es möglich, daß ich ihn als Unbehagen erlebe. Ich muß leichthändig vorgehen und mich daran erinnern, geduldig und barmherzig zu mir selbst zu sein, und ich muß mich immer wieder darauf aufmerksam machen, meine Grenzen zu respektieren und zu vertrauen. Nach und nach weite ich mich aus; nach und nach werde ich groß genug sein.

Übung 59: Diese Übung besteht aus einer etwa neun Minuten langen Aufladung durch Bewegung und Atem; dann folgt die Gelegenheit zum Wiederfreisetzen der gesammelten Energie in das gesamte System. Übende, die dies praktizierten, beschrieben die Erfahrung als «orgasmisch», als «mit Licht erfüllt», als «eine komische Sache, als ob man gleichzeitig die Kontrolle behält und außer Kontrolle ist», als Enttäuschung, weil «nichts passierte», als verwirrend, als langweilig, als eine Offenbarung, als ein «dankbares Ganzsein». Geben Sie sich selbst die Erlaubnis, nichts vorwegzunehmen, nichts zu erwarten, nicht zu urteilen. Lassen Sie zu, was geschieht, respektieren Sie Ihre Grenzen, und dehnen Sie sie aus. Und vor allem, versuchen Sie nicht, das Wunder zu verbessern.

Sie brauchen eine Stoppuhr oder irgend etwas anderes, um die Sekunden zu zählen. Das beste ist, jemanden zu haben, der für Sie auf die Zeit achtet, zumindest am Anfang. Die Aufladezeit in dieser Übung beruht auf neun Variationen des Beckenatmens[1] wie folgt:

Setzen Sie sich auf den Boden und stützen Sie sich rückwärts auf Ihre Hände. Strecken Sie Ihre Beine leicht aus, wobei die Fußsohlen einander berühren und die Knie geöffnet sind. Atmen Sie in dieser Haltung eine Minute lang mit dem Becken. Lassen Sie Ihren Atem seinen eigenen Rhythmus finden, während Sie Ihre Aufmerksamkeit in Ihr Becken schicken. Wenn die erste Minute vorbei ist, ziehen Sie Ihre Füße halb zu den Leisten heran und atmen weiterhin im Becken. Äußern Sie Laute. Achten Sie auf die Empfindungen, die aufsteigen, wenn Sie die Energie in Ihrem Becken sammeln. Ziehen Sie nach der zweiten Minute Ihre Füße noch mehr zum Becken heran, so nah, wie es Ihnen ohne Schwierigkeiten möglich ist. Atmen Sie eine weitere Minute im Becken. Äußern Sie Laute; entspannen Sie sich in die Erfahrung des Sammelns und Zügelns dieser Energie. Strecken Sie nach der dritten Minute Ihre Beine wieder bis zur Ausgangsposition aus und stützen Sie sich auf die Ellenbogen. Atmen Sie weitere drei Minuten, wobei Sie die Beine wie vorher schrittweise zu sich heranziehen. Damit sind sechs Minuten um.

(Lassen Sie in dieser Haltung Ihren Kopf nicht nach hinten fallen, auch wenn es verlockend sein mag; so ein Kopf ist schwer, und Sie könnten Ihre Halsmuskeln überanstrengen.)

Legen Sie sich nun auf den Rücken und atmen Sie weitere drei Minuten, wobei Sie Ihre Füße wieder in den drei Positionen plazieren. Danach können Sie verschiedene Entscheidungen treffen. Versuchen Sie zunächst einmal, Ihre Knie langsam anzuheben wie in Übung 44.

Diesmal werden Sie wahrscheinlich einen großen Unterschied feststellen, und zwar wegen der größeren Ladung, die Sie durch die neun Minuten Beckenatmung erzeugt haben: Sie spüren vielleicht eine sehr intensive Vibration, die in Ihren Schenkeln beginnt und sich in Ihrem ganzen Körper ausbreitet.

Wenn Sie die Haltung der größten Offenheit gefunden haben (und wenn Ihre Grenzen es erlauben), ruhen Sie in dieser Haltung aus, und geben Sie sich der Erfahrung hin.

Sie können durch Druck auf Ihre Füße die Richtung des Energieflusses bestimmen oder Unterbrechungen im Fluß überwinden, sei es in den Beinen oder im Körper. Wenn die Vibration bestimmte Bereiche in Ihrem Körper berührt – z. B. das Zwerchfell oder die Brust oder die Kehle oder die Augen –, werden Sie wahrscheinlich feststellen, daß starke Gefühle hochkommen und nach Ausdruck verlangen. Versuchen Sie, sie zu einem Teil des Pulsierens werden zu lassen. Äußern Sie Laute, um Ihren Gefühlen Ausdruck zu geben. Es ist sehr wichtig, daran zu denken, daß bei dieser Übung niemand dieselbe Erfahrung macht. Vielleicht wollen Sie Ihre Arme öffnen, wenn die Vibration Ihre Brust erreicht (oder Sie wollen vielleicht die Vibration dazu anregen, weiter in Sie einzudringen). Vielleicht wollen Sie lachen oder schluchzen. Oder vielleicht wollen Sie vor Frustration knurren.

Wenn Sie sich so tief auf die Übung eingelassen haben, wie Sie es zu diesem Zeitpunkt wünschen – oder wenn Sie einfach ausruhen möchten –, legen Sie sich auf die linke Seite und ruhen Sie, während Sie zulassen, daß Ihre Energie sich bewegt und Ihre Wahrnehmung eins mit der Bewegung wird.

Um eine oder zwei mögliche Abwandlungen zu nennen: Man kann diese Übung mit Musik praktizieren und/oder eine zusätzliche Lade- und Öffnungsübung hinzunehmen. Musik macht diese Übung sehr genußvoll, und Sie können durch die Wahl der Musik die Richtung der Erfahrung bis zu einem gewissen Grade «programmieren». Versuchen Sie es mit Olatunjis *Drums of Passion, Variations on a Theme of Thomas Tallis* von Vaughn Williams, Pachelbels *Kanon,* Mozarts *Requiem,* so gut wie alles von Moody Blues oder irgendein hübsches ätherisches Stück von Steve Halpern oder Schawkie Roth oder Constance Denby. Nehmen Sie irgend etwas. Doch auf jeden Fall sollten Sie die Musik und Ihre Reaktion auf sie mögen.

Was Sie mit einiger Sicherheit spüren werden, wenn Sie mit dieser Übung den äußersten Rand Ihrer derzeitigen Grenzen erreichen, ist Druck. Dieser Druck, den Sie da spüren, ist Leben, die Energie Ihres Seins. Viele von uns sind mit der Gewohnheit aufgewachsen, dieses Leben zu unterdrücken, und wir identifizieren uns statt mit dem Leben mit dem *Widerstand* gegen das Leben. Wenn Sie mit dieser Übung in sich selbst hineingehen, können Sie wählen, wohin Sie Ihre Bewußtheit – Ihr Selbst – verlegen wollen. Sie können der Druck sein oder der Druckbehälter. Wenn Sie wollen – und das ist eine sehr genußvolle Sache –, können Sie tatsächlich der Behälter «sein».

Sie können sich mit Ihrem Körper als mit einem Gefäß identifizieren, das sich öffnet und ausweitet, um Leben aufzunehmen – den Inneren Geliebten (oder die Innere Geliebte). Sie können es zulassen, mit diesem Leben erfüllt zu werden, dessen Druck Sie ausdehnt und füllt. Wenn Sie sich in diesen Druck hinein entspannen, wird das Leben Sie tragen, so wie Wasser, das unter Druck durch einen Schlauch fließt, diesen anhebt. Wenn Sie sich diesem Augenblick hingeben, werden Sie sich dem Orgasmus nähern.

Wenn Sie sich dagegen wehren, wenn Sie sich zusammenziehen und sagen: «Ich mache es falsch» und «Ich kann es nicht durchlassen» und alle die anderen Dinge, die wir in solch einem Fall sagen, werden Sie sich sehr unbehaglich fühlen. Wenn Sie sich hingegen ausdehnen, und sei es auch nur ein kleines Stück, werden Sie Leben spüren, das in Sie hinein, durch Sie hindurch drängt – so weit Sie es *jetzt* zulassen können. Sie können sagen: «Ah, gut, loslassen». Geben Sie sich hin. Entspannen Sie sich ganz in diesen tragenden Druck. Es wird eine Bewegung zum Orgasmus hin stattfinden, ungeachtet mit welchem Stimulus. Zuerst wird die Bewegung vielleicht unvollständig sein. Ich selbst spürte am Anfang fast gar keine Bewegung. Ich war sehr kreativ darin, zu mir selbst unfreundliche Dinge über mich zu sagen. Je mehr ich lernte, diese Bewertungen zu vermeiden, desto mehr Bewegung entstand. Nach und nach ging es ein bißchen tiefer, wurde ein bißchen freier, füllte sich ein bißchen mehr, erwachte ein bißchen mehr Hingabe. Und jetzt habe ich in all jenen Augenblicken, in denen ich mich daran erinnere loszulassen, eine Liebesbeziehung zum Leben, anstatt es zu bekämpfen.

Im Tantra wird gelehrt, daß jeder von uns *beide* Pole der Energie in sich trägt – den aktiven und den passiven, den eindringenden und den umhüllenden. In jedem von uns befindet sich der andere Pol unserer bewußten Identifikation. Ebenso, wie wenn wir uns mit einem anderen Menschen energetisch vereinigen, können wir eindringend oder umhüllend, aktiv oder passiv mit unseren Energien umgehen, und wir können *in uns selbst* von jedem Pol aus auf die Vereinigung zugehen. Wir können uns mit dem Gefäß des Körpers identifizieren, und wir können die «Tasse» heben, um sie mit Leben füllen zu lassen. Oder wir können uns mit der Energie selbst identifizieren, wir können das *sein,* was die Fülle in das Gefäß hineinpreßt. Wir können den Körper als unsere Geliebte imaginieren und so sanft, so bejahend und so liebevoll bedrängend sein wie ein werbender Liebhaber.

In diesem Buch habe ich immer wieder betont, daß man die Ladung bewußt aufbauen kann – im Becken oder in anderen Bereichen des Körpers –, um sie dann freizugeben. Diese Erfahrung ist orgasmisch – oder kann es werden. Deshalb nenne ich sie *den Inneren Geliebten.* Wir können jene Hingabe, die den Orgasmus möglich macht, auf viele unserer inneren Reaktionen auf das Leben ausdehnen.

Weil wir uns energetisch als in einem Behälter – im physischen Körper – lebend erfahren, fühlen wir uns eingeschlossen. Üblicherweise ist unsere Erfahrung von unserer eigenen Energie ziemlich statisch, nicht sehr fließend, außer im sexuellen Verkehr (und selbst dann nicht immer). Sie können lernen, Ihre Energie als Antwort auf viele Situationen und Ereignisse, innere und äußere, fließen zu lassen.

Das Verlangen selbst kann den Orgasmus auslösen, sofern wir zulassen, daß es sich ausdehnt, ohne Seitenblick darauf, den Orgasmus zu *bekommen*. Wenn wir unsere Verhaftung an das Resultat auflösen, wird die Energie, die Sie in das Objekt investiert haben, freigesetzt und kann fließen. Sie können sich in orgasmischer Weise mit dem Fließen identifizieren.

Obwohl wir uns als eingeschlossen erleben, ist die Energie des Universums (die Energie von *Allem, was ist*) ohne Grenzen. Scheinbare Grenzen sind nicht wirkliche energetische Grenzen. Wenn Sie einen Weg finden, diese Energien, die dem *Leben jenseits Ihrer selbst* entspringen, in Ihrem Körper zu kanalisieren und zu befreien, dann machen Sie die Erfahrung des Inneren Geliebten.

Nach der Lehre des indischen und tibetischen Tantra identifizieren sich die Menschen üblicherweise mit einem Aspekt – einem Pol – ihrer eigenen Energie (siehe «Die energetische Umarmung») und halten die gegensätzliche Polarität von sich getrennt (und im allgemeinen im Unbewußten). Wenn ich z. B. weiblich bin und mich mit meinem Weiblichsein identifiziere, werde ich meine innere Energie wahrscheinlich als männlich erleben. Ich kann mir gestatten, mich mit dieser Energie zu vereinigen. Es ist klar, daß sich auch hier wieder die Frage der Grenzen erhebt – wo wir sie aufbauen, plazieren, erleben. In diesem Fall können wir unsere eigenen inneren Grenzen in das Verschmelzen und Abgrenzen einbringen, wie wir es zuvor mit einem Partner getan haben. Tantrikas – Schüler des Tantra – lernen, sich für den energetischen Gegenpol in ihrem Partner und in sich selbst zu öffnen und mit dieser Gegenseite eins zu werden. Das hat nichts mit dem Geschlecht zu tun; es hat mit dem Aspekt der Energie zu tun, mit dem Sie sich identifizieren.

In bestimmten spirituellen Übungen des tibetischen Buddhismus visualisiert der Tantra-Schüler sehr detailliert die/den göttliche/n Geliebte/n und vereinigt sich mit ihr/ihm. Diese Praxis hilft dem Tantrika, seine derzeitigen Grenzen und Erwartungen sich selbst gegenüber zu überschreiten. Bei völliger Hingabe wird auch diese Vereinigung orgasmisch.

Die wohl berühmteste unter den modernen Richtungen, die sich mit der inneren Polarität befassen, ist die Psychologie von C. G. Jung. Jung spricht von dieser Begegnung mit unserem inneren Gegenüber in den Begriffen *Anima* und *Animus*. Seine Beschreibung dieser «Komplexe», die wir unbewußt in uns tragen, macht deutlich, daß wir ihnen in unseren Geliebten begegnen. Wir begegnen unserem/unserer Inneren Geliebten im Spiegel der Welt; wir projizieren unser eigenes inneres Gegenteil auf den – männlichen oder weiblichen – Partner, dem wir begegnen. Jung spricht von der weiblichen Energie des Mannes als von der *Anima*. Die Tendenz des Mannes, seine «Seelenenergie» nach außen auf Frauen zu projizieren, trübt seine Wahrnehmung der Frauen als Individuen. Das führt zu frustrierenden Gesprächen darüber, wie «alle Frauen sind». Frauen, sagt Jung, haben in sich eine männliche Energie, die er *Animus* nennt. Auch sie projizieren diesen Teil ihrer selbst und machen die Männer, denen sie begegnen, zu Spiegeln. Je mehr sie darauf bestehen, außerhalb ihrer selbst den inneren «Geister-Geliebten» zu finden, desto mehr verwirren und begrenzen diese «Spiegelungen» das, was sie über die Männer, die sie lieben, wissen könnten.

Jung betrachtet die Begegnung mit diesem Gegenpol in uns und seine Integration in die Persönlichkeit als eine wichtige Stufe des Wachstums, die man nicht auslassen kann, ohne daß das Individuum Schaden leidet. Doch ist diese Stufe, wie er erklärt, eine «persönliche» und geht der größeren Vereinigung voraus, die im Tantra beschrieben wird. In einem kürzlich in der von Jungianern herausgegebenen Zeitschrift *Chiron*[2] erschienenen Artikel beschreibt Nathan Schwartz-Salant mit Mut und Sorgfalt die Bewegung zur energetischen Vereinigung hin, die manchmal in der therapeutischen Beziehung stattfindet. Er beschreibt sie ganz in Jungscher Terminologie und hat kein Konzept des Energiekörpers, an das er sich halten könnte. Dennoch hat er offensichtlich erkannt, daß es in diesem Impuls zur Vereinigung ein körperliches und ein energetisches Element gibt. Er nennt das den «feinstofflichen Körper». Er stellt auch fest, daß ein großer Teil des «sexuellen Ausagierens», das in der therapeutischen Situation stattfindet – nicht zu reden vom größeren Zusammenhang des Lebens –, ein ungeschickter Versuch ist, die sinnvolle *energetische* Vereinigung zuzulassen.

In diesen Übungen bedienen wir uns direkt des Energiekörpers und bewegen ihn zu einer ähnlichen Integration hin. Jenseits der Selbstvereinigung – oder durch die Selbstvereinigung – eröffnet sich die Möglichkeit zu einer *größeren* Vereinigung. Tilopa, der tibetische Meister, spricht davon in seinem *Gesang des Mahamudra:*

> *Millionen- und millionenmal tiefer,*
> *Millionen- und millionenmal höher ist Mahamudra.*
> *Es ist ein totaler Orgasmus mit dem Ganzen,*
> *Mit dem Universum.*
> *Es ist Schmelzen in die Quelle des Seins.*[3]

Er spricht von einer orgasmischen Vereinigung mit dem Ganzen, mit allem, was ist. *Mahamudra* – das große Symbol – ist Orgasmus als Antwort einfach auf das Sein. Er gibt zu verstehen, daß das Universum als Ganzes sich in einer fortwährenden Erfahrung des Orgasmus befindet – dem Sammeln und Freisetzen von Ladung. Wenn wir ständig auf unserem Abgegrenztsein bestehen und nicht wissen, wie wir das Ganze empfangen können, bauen wir Barrieren auf, die eine dauernde Bewegung zum und durch den Orgasmus verhindern. Letztlich liegt es jenseits allen Begreifens, alles zu umfassen, was *ist.* Der indische Dichter Kabir spricht davon als vom *Ozean, der in den Tropfen fällt.* Manchmal wird die verwunderte Frage gestellt, wie oder warum erleuchtete Meister auf Sex «verzichten». Das tun sie gar nicht. Es ist keine Frage des

Verzichts; Sex verliert lediglich seine Bedeutung. Die Ladung zwischen Ihnen und *Allem was ist* wird so viel größer, als sie zwischen Ihnen und einem anderen Teilchen dessen, was ist, sein kann. So ist Sex vergleichsweise ein armseliger Knallfrosch.[4]

Im Tantra als einer sexuellen Meditation betrachtet jeder der Liebenden den anderen nicht nur als Individuum, sondern als einen Fokus, einen Kanal, der ihm dazu verhilft, alles, was ist, zu umarmen. Deshalb sagen die Tantrikas, daß die Sexualität das Tor, der Eingang, zu *Mahamudra* ist. Unpersönliche sexuelle Ladung geht auf natürliche Weise in Liebe, in Anmut und in Freude über; diese Bewegung ist unvermeidlich, so lange Sie sich immer mehr öffnen.

Wir sind getrennt und doch nicht getrennt. Wir sind die Balance zwischen Kontrolle und Preisgabe. Es gibt eine sich ständig verändernde, aber unerschöpfliche Quelle von Energie, die einfach nur «Istheit» ist. Hierzu Zugang zu finden, ist ein Abenteuer des Wählens von Grenzen und der Hingabe an das Pulsieren. Es bedeutet, daß Sie Ihr Beharren darauf loslassen, wer Sie sind und was Sie sind und wie das Leben ist. Es schließt auch die Frage mit ein, wieviel Sie aushalten können. Wie viel von der gesamten Energie des Seins kann dieses winzige Geflecht in sich aufnehmen? Menschen können verrückt werden. Wir stellen Grenzen auf, damit wir uns abgegrenzt fühlen und uns in einem koordinierten Zusammenhang durch die Welt bewegen können; es ist ein Teil unseres notwendigen und natürlichen Wachstums, das zu tun. Aber wenn wir es tun, vergessen wir das Geheimnis, daß wir *nicht* getrennt sind.

Was ist, ist untrennbar. Wenn es Ihnen gelingt, die innere Tür zu öffnen und diese Energie fließen zu lassen, können Sie sich auf direkte Weise selbst ernähren.

Respektieren Sie Ihre Grenzen. Lieben Sie Ihre Grenzen; sie schützen Sie vor einer Fülle, die so ungeheuer groß ist, daß sie unerträglich werden kann. Wenn Sie Ihre Grenzen jedoch auch ausdehnen, bewegen Sie sich auf die Fähigkeit zu, unbedingte Liebe zu empfangen und selbst zu werden.

15
Bewegung, Atmung und Stimme

Der in diesem Kapitel vorgestellte Zugang zu emotionaler und energetischer Entscheidungsfreiheit hatte seine Anfänge im Jahr 1984. Damals schickte mir ein befreundeter Arzt, Bonnie Scott Steuble, einen Artikel aus der *San Francisco Chronicle* über dic Arbeit von Paul Ekman und Bob Levinson zum Thema "Physiologie der Emotionen". Dieser Artikel beschrieb in erster Linie Experimente mit jungen Schauspielern, die man bat verschiedene Gesichtsmuskeln zu bewegen und zu beobachten, wie sie sich dabei fühlten. Dies genau war mein Weg, da ich nicht nur eine Ausbildung als Schauspielerin hatte, sondern auch während meiner Studien der Körperarbeit und körperzentrierten Psychotherapie praktisches Verständnis dafür bekam, wie wir Gefühlszustände erzeugen. So rief ich spontan bei ihnen an. Während Bob und ich uns bei einer Pizza unterhielten, sagte ich schamlos, dass ich eine Menge über das Thema ihrer derzeitigen Studien wüsste. Ich denke, dass er mir nicht wirklich glaubte. Aber aus Höflichkeit fragte er mich, ob ich beobachten wolle, wie sie Joe de Rivera, einen bekannten Wissenschaftler der Phänomenologischen Psychologie an der Clarke University, ihrem Testverfahren unterzögen. Ja, natürlich wollte ich. Als aber der Tag näherrückte, war der Gedanke an die lange Fahrt nach San Francisco hinein abschreckend. Doch dann fragten sie mich, ob ich mich nicht selbst dem Test unterziehen wollte. Damit hatten sie mich geködert.

Ich habe den Versuch mit Joe nicht gesehen, denn es war erforderlich, dass ich selbst unbeeinflusst in dieses Experiment ging. Als ich an der Reihe war, erfüllte ich den Hauptteil des Versuchsablaufes so gut wie jeder andere; das heißt, ich konnte die angegebenen Muskeln bewegen und die entsprechenden Gefühle hervorrufen. Ich war darin aber nicht besser als jeder andere auch. Was danach passierte, war der Anfang einer interessanten und für mich nützlichen Zusammenarbeit. Als Teil des Versuchsablaufes wurde jede Person gefragt, ob sie fühlen könne, was sie wollte, einfach, indem sie sich für ein Gefühl entschied. Ich denke, dies war Teil der Versuchsanleitung, da behauptet wird, dass Schauspieler durch ein sensorisches Abrufen von Gefühlen - eine Art Gefühlsgedächtnis - das fühlen können, was sie wollen. Tatsächlich ist das aber nicht der Fall. Was man abrufen kann, ist eine Art von „Geist“, der als Auslöseimpuls (Trigger) dienen kann, sofern der Schauspieler sehr begabt ist.

Als Paul mich fragte, ob ich fühlen könne, was ich wollte, sagte ich ja. Ich weiß, dass er mir nicht glaubte. So begannen wir mit dem Gefühl der Wut. „Kannst du Wut fühlen?“ fragte er. „Ja.“ „Okay, tu es.“ Und ich tat es. Er stürmte herein, um das Feuer zu löschen. „Warte, warte“, sagte er, „wir müssen die Instrumente neu einstellen, du bewegst dich außerhalb der Messskala.“ Was für eine Genugtuung, ihn überrascht zu haben!

Danach machten wir weiter mit Trauer, Angst, Ekel und Glück. Mein so kooperativer Körper war etwas schockiert. Mein Körper wollte wissen, warum in aller Welt wir das alles getan haben. Mir war klar, ich musste mir eine gute Geschichte einfallen lassen. In der Tat, als Paul und Bob mich fragten, ob ich zu weiterem Forschen mit ihnen bereit wäre, sagte ich, dass es davon abhinge, ob ich einen Weg fände ohne die kooperative Beziehung zwischen meinem Körper und bewusster Absicht zu schädigen. Ich hatte Jahre gebraucht, um dieses enge unmittelbare Bündnis zwischen meinem bewussten Willen und meiner körperlichen Bereitschaft darauf anzusprechen zu kultivieren; und ich wollte diese Verbindung nicht schädigen, indem ich meinem Körper Reaktionen abverlangte, die er für dumm hielt.

Jedenfalls fragte mich Paul, ob ich andere Menschen lehren könne, wie man fühlen kann, was man zu fühlen wünscht. Ich sagte, lass mich darüber nachdenken. Das tat ich, und nach ein paar Tagen kam ich mit sechs Schlüsselwörtern zu ihm: Bewegung, Atmung, Stimme, Intention, Zustimmung und Hingabe. Er organisierte einen Wochenend-Workshop mit ein paar Freunden, und wir versuchten es in der Praxis. Es funktionierte.

Seitdem hat sich die Beobachtung, dass Gefühlszustände simultan und als direkter Ausdruck dessen entstehen, wie wir uns bewegen (oder nicht bewegen), wie wir atmen (oder nicht atmen), und ob wir uns ausdrucksvolle Geräusche erlauben (oder sie unterdrücken) als zentral für meine Arbeitsweise als Körper- und Psychotherapeutin erwiesen. Das gleiche gilt für die Meditationspraxis, so wie ich sie heute verstehe.

Um in der Praxis von dem Wissen profitieren zu können, dass Bewegung, Atmung und Geräusche unsere Gefühlszustände hervorrufen, kamen die anderen drei Begriffe ins Spiel: Intention, Zustimmung, Hingabe. Wir müssen etwas fühlen wollen, wir müssen dem zustimmen uns zu bewegen, zu atmen und Laute von uns zu geben, so wie es dem Gefühlszustand entspricht; und wir müssen uns der hervorgerufenen Wirkung hingeben.

Dies, sowie alles andere, was ich mit Ihnen teile, hat einen praktischen Sinn: Ihnen das nötige Werkzeug an die Hand zu geben, um mehr wählen zu können, was Sie fühlen und um sich die meiste Zeit gut fühlen zu können.

Bevor wir anfangen: Ärger, Angst und Trauer

Für die meisten Menschen ist Ärger, Angst oder Trauer – oder mehr als nur eines von diesen – ein Zustand, in dem Sie mehr Zeit verbringen als sie möchten. Sie stecken darin fest wie Stiefel im Matsch oder Sekundenkleber an den Fingern. Die Gefühle scheinen wie von selbst zu kommen, oft ohne für uns erkennbaren Grund, und manchmal kleben sie tagelang an uns und machen uns unglücklich.

Als ich von 1975 bis 1978 bei George Thomson[1] Redecision-Therapie lernte, war es eine der verblüffendsten Informationen zu erfahren, wofür Ärger, Angst und Trauer *gut* waren – warum sollten wir sie überhaupt fühlen? Für den Fall, dass diese Information an Ihnen vorüber gegangen ist, möchte ich sie mit Ihnen teilen. Zum einen, weil es der Anfang des Prozesses ist, diesen alten Feinden als Freunden zu begegnen. Zum anderen, weil von allem, was ich von George gelernt habe (und es war vieles), einiges absolut hilfreich für mich war, als ich herausfand, was in aller Welt vor sich ging, wenn ich von Gefühlen überwältigt wurde.

Ärger

Als Erstes lassen Sie uns den Begriff definieren: *Ärger* ist Energie gewordene Frustration, die wir fühlen, wenn wir etwas ändern wollen und - bislang - noch nicht können. Die gleiche Energie steigt auf, *immer wenn* wir etwas ändern wollen – egal was. Es ist die Energie, die wir in Bewegung setzen, um *irgendetwas* zu tun: den Raum durchqueren, das Licht anschalten, das Fenster schließen, einen Berg erklimmen, den Fernseher anschalten, ein Lied singen. Wir *nennen* es nur dann Ärger, wenn wir bei dem, was wir vorhaben, auf Schwierigkeiten stoßen.

Ich möchte, dass Sie eines in Ihren Bettpfosten einkerben und es sich jeden Tag, morgens und abends, anschauen (besonders dann, wenn sie Probleme mit Wut haben – zu viel oder zu wenig davon empfinden); und zwar, dass Wut auf keinen Fall dasselbe ist, wie jemanden verletzen zu wollen. Wut ist nur, und im Wesentlichen, die Energie, die wir erzeugen, um eine Veränderung herbeizuführen. Nur unter extremen Bedingungen der Bedrohung und Ohnmacht wird unser natürliches Bedürfnis Dinge zu verändern, deformiert in den Wunsch zu verletzen.

Warum ist es also so schmerzhaft – im Nacken, im Darm, im Arsch, oder wo auch immer wir die Energie speichern, die wir nicht dazu nutzen, Dinge zu ändern –, wenn Wut doch so hilfreich und sogar unentbehrlich ist? Meistens wird Ärger schmerzhaft, wenn wir die Vergangenheit oder die Zukunft ändern wollen anstelle der Gegenwart. Wir stecken in einer bestimmten Zeit fest. Wir fühlen uns immer noch gefährdet, weil ein Verwandter unzuverlässig oder gewalttätig war, und wir versuchen immer noch, ihn oder sie zu ändern, *auch wenn es sie/ihn schon gar nicht mehr gibt.* Unser Körper weiß nicht, dass die Dinge sich geändert haben, darum werden bestimmte Menschen oder Situationen zum Auslöser. Weil wir immer und immer wieder versuchen eine Vergangenheit aufzulösen, die längst aus und vorbei ist, fühlen wir weiterhin Gefühle, die in der Vergangenheit angemessen waren, aber heute deplaziert – unzeitgemäß – sind.

In Aufruhr zu sein, um Dinge zu ändern, die längst nicht mehr geändert werden brauchen, oder etwas zu ändern, was im Moment nicht geändert werden kann, ist nur anstrengend. Es erschöpft unsere Energiereserven und macht es oft fast unmöglich zu erkennen, was wir ändern *können.*

Angst

Arbeitsdefinition: *Angst* ist das energetisierte Bündel von Empfindungen, das uns sagt, dass etwas Gefährliches gegenwärtig ist, dem wir uns entweder energisch entgegenstellen oder von dem wir uns wegbewegen müssen – jetzt und schnell, bitte schön. Ob wir uns dem nun stellen oder weggehen, die Angstsignale lösen sich auf und die Energie bleibt. Wenn wir weglaufen, haben wir das Gefühl, wir könnten tagelang laufen oder mühelos auf einen hohen Ast springen. Natürlich ist es das, historisch gesehen, wofür diese Energie da ist. Draußen an der Grenze zwischen Wald und Busch gab es eine Menge Lebewesen, die größer und stärker waren als wir und die dachten, dass wir eine gute Mahlzeit für sie abgeben würden. Wir mussten in der Lage sein schnell zu sprinten oder ungewöhnlich hoch zu springen, um uns zu retten. Auch heute noch, wenn wir uns ungehemmt der Bedrohung stellen oder vor ihr fliehen, verwandelt sich die Empfindung von Angst in Hochgefühl. Die Energie ist dieselbe. Die Empfindung von permanenter Angst dauert nur an, wenn wir das Gefühl haben, dass etwas Gefährliches da ist, und wir uns nicht trauen dem entgegenzutreten oder es hinter uns zu lassen.

Die Angstsignale wie auch die Wutsignale sind grundlegend. Wir brauchen die Information, die sie liefern, sonst würden wir nicht merken, dass wir in Gefahr sind. Oder wir würden es merken – ‚oh ja, ein tödlich giftiger Bankmanager' – aber hätten nicht die Kraft oder die Motivation uns von der Gefahr wegzubewegen. (Oder ihm ordentlich eins auf die Finger zu hauen, wenn es angemessen erschiene.)

Es tut nicht gut, sich *immer* in Gefahr zu fühlen. Und es ist auch nicht wahr. Wir sind nicht immer in Gefahr - nicht einmal im Krieg. Wenn wir uns ständig bedroht fühlen wird unsere Wahrnehmung ungenau. Unsere Fähigkeit wahrzunehmen, was gerade passiert, und darauf zu reagieren, verringert sich. Die Ungenauigkeit der Wahrnehmung bringt uns in größere Gefahr – sollte eine Gefahr vorhanden sein – als wenn wir entspannt und wachsam wären.

Aber auch Angstsignale können in einer bestimmten Zeit feststecken. Unser Körper signalisiert uns, dass die/der gefährliche Mutter/Vater da ist, noch lange nachdem sie/er sich verändert hat oder gestorben ist. Noch lange nachdem wir nicht mehr das verletzliche Kind sind, das nicht fortgehen *konnte*. Oft leben wir unser Leben in der Annahme, dass wir genauso wenig wie damals als dreijähriges Kind die Möglichkeit haben, eine bedrohliche oder unangenehme Situation hinter uns zu lassen. Das ist ein neurochemischer Vorgang, der immer dann, wenn die Vergangenheit jetzt zu geschehen scheint, einsetzt. Immer dann, wenn wir uns eine Zukunft vorstellen, die durch die Vergangenheit gebunden ist. Immer dann, wenn die Gegenwart durch frühere Erfahrungen „verschlammt" ist, als wären diese heute noch wahr.

Trauer

Definition: *Trauer*, besonders in Verbindung mit Weinen, ist das Mittel, mit dem wir uns einem Verlust anpassen. Sie erlaubt eine Neu-Regulierung der Homöostase des Körpers (des stabilen Gleichgewichts der Körperfunktionen), um sich neuen Bedingungen anzupassen – übrigens bei Gewinn ebenso wie bei Verlust.

So wie Angst und Wut hat auch die Trauer eine grundlegende Funktion. Sie ist eine unserer wirksamsten Möglichkeiten die Vergangenheit zu bewältigen, so dass die Zukunft, wie auch immer sie sein mag, rein und klar sein kann, und wir auf sie reagieren können - *so wie sie ist.* Dann brauchen wir nicht davon auszugehen, dass das Vergangene sich immer wiederholt. Wir müssen die Vergangenheit Vergangenheit sein lassen, von ganzem Herzen weinen und unseren Körper vom Weinen durchfluten lassen. Wir müssen begreifen, dass die Vergangenheit *vorbei* ist. Wenn wir unseren Kummer ablehnen oder ihn nicht vollständig erleben, bleibt das Wissen, dass die Vergangenheit vorbei ist, nur ein Gedanke: „Ja, meine wahre Liebe ist gestorben, das war vor 15 Jahren, aber ich werde bald anfangen zu essen". Der Körper selbst muss erkennen, dass der Verlust vorüber ist und jetzt nicht mehr geschieht.

Der Körper erfährt nur den gegenwärtigen Moment, aber wenn seine Wahrnehmung in der Vergangenheit feststeckt, erlebt er einen anderen Moment als Gegenwart, oft immer und immer wieder. Das starke, im ganzen Körper pulsierende Weinen hilft die Vergangenheit wegzuspülen und das Erlebte – ohne dass es uns schadet – als Geschichte Teil unserer Gegenwart werden zu lassen.

Alle folgenden Übungen unterstützen eine größere Wahlfreiheit zwischen verschiedenen Möglichkeiten von Bewegung, Atmung und stimmlichem Ausdruck, die wir auch in unseren Alltag einbringen können. Je mehr Möglichkeiten zu atmen, uns zu bewegen und uns stimmlich zu äußern wir kennen, umso weniger stecken wir in einer bestimmten Zeit fest. Wir sind dann freier Ärger zu empfinden, wenn unser Bedürfnis, etwas *in der Gegenwart* zu ändern, fehlschlägt; Angst zu empfinden, wenn wir uns *jetzt* einer Gefahr stellen oder vor ihr fliehen müssen; Trauer zu empfinden, wenn wir in unserem *heutigen* Leben einen Verlust erleiden. Wir sind auch freier, um mehr und mehr Zeit in einem Zustand des Wohlbefindens zu verbringen.

Es geht weiter mit Bewegung, Atmung und Stimme

Wut - Spiel

Ich bin nicht wirklich der Meinung, dass dieses Buch ein Kochbuch sein soll: Atmen Sie auf diese oder jene Weise, stampfen Sie mit den Füßen und brüllen Sie; lassen Sie sich auf diese Kombination von Bewegung, Atmung und Stimme ein - und Sie werden wütend *sein*. Das funktioniert tatsächlich so – und wir werden auch einige dieser Zirkustricks lernen – aber das ist nicht der hilfreichste Aspekt dessen, was wir tun werden. Ich möchte Sie durch einige Experimente führen, aus denen Sie unmittelbar lernen werden – so dass Sie mehr und mehr und wirklich durch und durch *wissen* werden – dass Sie immer durch die Art und Weise, wie Sie atmen, sich bewegen und Ihre Stimme einsetzen, selbst wählen können, wie Sie sich fühlen. Es ist wahr, auch wenn es sehr wahrscheinlich ist, dass Sie sich dessen nicht *bewusst* sind, dass Sie wählen - an diesem Punkt wählt Ihr Körper für Sie. Die meisten von uns leben so, von einer Gefühlsgewohnheit zur anderen, von einer Reaktion zur anderen. Aber wenn Sie erst einmal wissen, dass Sie selber machen, was Sie fühlen, und dass Sie Einfluss darauf nehmen können, haben Sie schon den halben Weg geschafft. Den halben Weg zu mehr Freiheit, raus aus den Gefühlen der Vergangenheit. Den halben Weg zur Entwicklung einer neuen Gewohnheit - der des Wohlbefindens.

O.k. Lassen Sie uns also ein paar von den Zirkustricks ausprobieren. Wenn wir aus dem Sammelsurium an „schlechten“ Gefühlen einige – wann immer wir möchten - „kickstarten“ können, können wir auch anfangen uns von ihnen zu befreien. Nach diesen Experimenten machen wir weiter mit dem Initiieren von angenehmeren Gefühlszuständen.

Bitte beginnen Sie nicht mit einem Gefühl, in dem Sie gewohnheitsmäßig feststecken!

Wir fangen damit an, wie man sich wütend fühlt „einfach nur so“. Es ist das gleiche, wie zu merken, dass man dies gar nicht tun muss; das gleiche wie zu merken, dass man das jetzt tun *kann*, auch wenn es gefährlich war, als man klein war.

Übung 60: **Schieben Sie Ihren Unterkiefer nach vorn, so dass die unteren Zähne vor den oberen Zähnen stehen (nehmen Sie wahr: dies ist eine Bewegung). Beginnen Sie so zu atmen, so dass sich ihr ganzer Brustkorb bei jedem Atemzug hebt und senkt (dies ist ein bestimmter Atemstil). Während Sie mit dem nach vorne geschobenen Unterkiefer so atmen, knurren oder jaulen Sie (dies ist der Geräuschpart). Tun Sie das, ohne groß darüber nachzudenken (pfeifen Sie drauf!), ohne sich zurückzuhalten und ohne sich selbst „zuzuschauen“ - 20 oder 30 Sekunden lang. Es wird wahrscheinlich nicht sehr lange dauern, bis Sie merken, dass Sie wütend sind. Bei einigen wird der Effekt sofort eintreten, weil es für sie nicht verboten ist wütend zu sein – oder sich etwas albern zu fühlen. Wenn Angst das Gefühl ist, das am meisten bei Ihnen feststeckt, kann es sein, dass Sie einen sicheren Ort oder guten Freund finden müssen, um sich sicher genug zu fühlen, wenn sie dies zum ersten oder zweiten Mal machen.**

Nehmen Sie wahr, dass, wenn Sie aufhören in dieser bestimmten Art zu atmen, sich zu bewegen und Geräusche zu machen, Sie sehr schnell aus dem Gefühl des Ärgers wieder herauskommen. In der Tat, wenn Ihr Nervensystem flexibler wird und mehr „auf dem Laufenden“ ist, wird das Gefühl der Wut sofort aufhören.

Übung 61: **Atmen Sie, bewegen Sie sich und machen Sie Geräusche wie in der vorigen Übung. Lassen Sie die Arme mit dem Atem hochgehen und wieder fallen (Bewegung) und**

machen Sie Fäuste (ebenfalls Bewegung). Hüpfen Sie auf und ab (ebenfalls Bewegung).

Dies ist die voll ausgelebte Primatenversion. Es ist möglich, dass Sie eine Woge des Zorns erleben, gefolgt von Gefühlen der Freude und dankbarer Albernheit. Wenn Ihnen nach Lachen zumute ist, tun Sie es. Diese vollständige Version erfordert eigentlich auch den Ast eines Baumes, um sich ganz befriedigt zu fühlen.

Übung 62: **Beginnen Sie mit der ersten Wut-Übung, aber tun Sie so, als ob Sie sich so verhalten müssten, dass es niemand bemerkt. Lassen Sie Bewegung, Atmung und Stimme – und all deren Energie und Wucht – präsent sein, aber ganz, ganz fein.**

Diese Art wütend zu sein mag *wesentlich* vertrauter sein als die offenen Versionen, besonders die vollblütige Primatenankündigung „Ich protestiere!" (mit dem Ast - selbstverständlich). Wenn wir das Gefühl haben, dass wir unsere Ablehnung auf diese Weise verstecken müssen, besonders wenn wir unser Bedürfnis Dinge zu ändern unterdrücken, erzeugen wir stagnierende „Energie- und Flüssigkeitspakete". Diese machen uns für schlechte Gefühle empfänglich und können langfristig zu Beschwerden wie Arthritis und Magengeschwüren führen.

Angst - Spiel

Jederzeit, wenn Sie Lust auf dieses Experiment haben, können Sie sich so bewegen, atmen und Geräusche machen, dass es Angst erzeugt. Wenn Angst ein gewohnter Gefühlszustand für Sie ist, lassen Sie dieses Experiment beiseite, bis Sie weniger davon überzeugt sind, dass das Leben immer gefährlich ist. Es ist auch gut einen Ort zu haben, an dem Sie einen Teil der Energie, die Sie erzeugt haben, abreagieren können.

Das gleiche, was wir in Bezug auf den Ärger gesagt haben, gilt auch hier: Wenn Sie gelernt haben die Energien für „Kampf oder Flucht“ durch Ihren bloßen Willen zu „kickstarten“, fangen Sie auch an zu begreifen, dass Sie diese Energien und Reaktionen abrufen können, wann immer Sie sie brauchen, *und* dass Sie nicht einer alten Gewohnheit nachgeben müssen.

Übung 63: **Öffnen Sie die Augen weit und heben Sie die Augenbrauen. Fangen Sie an, oben im Brustkorb in kurzen, schnellen Zügen zu atmen. Beugen Sie Ihren Körper leicht nach vorn, als wollten Sie gleich loslaufen. Sagen Sie „Nein, nein, nein!“**

Versuchen Sie, ebenso wie bei der Grundübung für Wut, diese Übung ohne Zurückhaltung, ohne nachzudenken oder sich selbst zu beobachten 20 oder 30 Sekunden lang zu machen, und schauen Sie, wohin es Sie führt. Wenn Sie in dem Gefühl der Angst geübt sind, kann es sein, dass die Angstempfindungen augenblicklich entstehen. Wenn Sie sich das Gefühl der Angst nur selten erlauben, kann es sein, dass Sie etwas länger damit spielen müssen.

Wenn das Angstgefühl beängstigend für Sie ist, steigen Sie sofort wieder aus dem Gefühl aus. Atmen Sie tiefer in Ihren Körper ein, stampfen sie mit den Füssen, stehen Sie aufrecht, ballen Sie die Fäuste und schauen Sie drohend. Wenn Sie sich dazu überwinden können, blecken Sie die Zähne. Ihr Körper braucht das, um sicher zu sein, dass jeder andere Primat in der Nachbarschaft (sichtbar oder nicht) weiß, dass Sie kein Schwächling sind. Wenn Sie Ihre Bereitschaft sich selbst zu verteidigen aufgebaut haben, ruhen Sie sich aus - sofern Sie es wollen oder brauchen. Benutzen Sie dabei irgendeine der Übungen aus dem Abschnitt „Ruhetoleranz“.

Übung 64: **Wenn die mit dem Angstgefühl verbundene Energiewelle Sie noch nicht aus der Fassung gebracht hat,**

versuchen Sie ein weiteres Experiment, in dem Sie diese Energie nutzen, um z.B. eine halbe Meile zu laufen. Es kann sein, dass Sie sich fühlen, als würden Sie schweben.

Übung 65: **Die andere Seite von „Flucht" ist „Kampf". Vielleicht finden Sie, dass es Sie sehr stärkt, wenn Sie die „Angstsäfte" nutzen, um auf einen Punchingball zu schlagen oder in ein Rumpsteak zu beißen. Wenn Sie das ohne Sorge und ohne sich zu beobachten tun, wird zusammen mit der Information, dass Sie stark sind und bereit sich selbst zu schützen, wahrscheinlich ein starkes Gefühl der Freude aufkommen.**

Nur um es noch einmal zu verdeutlichen: Der Zweck dieser Übungen ist nicht, Sie zu ängstigen, sondern Ihnen die verschiedenen Arten von Bewegung, Atmung und Stimme zu zeigen, die mit dem Gefühl der Angst einhergehen, so dass *Sie etwas anderes tun können, wenn Sie es wollen.* Dies trifft besonders für die zur Gewohnheit gewordenen Angst zu, mit der so viele von uns leben. Es ist jedoch auch richtig, dass, wenn die Gefahr real und unmittelbar ist, wir bereit und fähig sein müssen, wie verrückt loszulaufen oder, falls nötig, um uns zu schlagen, um uns zu verteidigen.

Trauer - Spiel

Nun kommen wir zum letzten unserer Freiheitsexperimente mit „schlechten" Gefühlen – wie man sich traurig fühlt, „einfach nur so". Wie beim Ärger und der Angst ist es nicht unsere Absicht noch tiefere Furchen für alte Gefühlsgewohnheiten zu graben, sondern von innen heraus zu fühlen, wie diese Gefühle entstehen und wie wir anfangen können uns von ihnen zu befreien.

Übung 66: **Setzen Sie sich so, dass Ihr Brustkorb ein wenig eingesunken ist. Lassen sie jedes Ausatmen etwas länger dauern als das Einatmen. Atmen Sie mehr mit dem Bauch als mit der Brust. Spannen und heben Sie vorsichtig die inneren**

Enden Ihrer Augenbrauen. Lassen Sie Ihre Augen glasig werden und sich nach innen bewegen. Seufzen Sie mit jedem Atemzug.

Innerhalb von 20 bis 30 Sekunden - oder auch schneller, falls es Ihre Gewohnheit ist traurig zu sein - werden Ihre Augen feucht und die Flüssigkeit in Ihrem Mund wird zunehmen. Wenn es einen Verlust gibt, den Sie bis jetzt noch nicht verarbeitet haben, können Sie Ihrem Weinen freien Lauf lassen. (Wenn Sie es tun, wird dies zur Folge haben, dass Ihr Atem freier wird, dass schluchzende Geräusche entstehen und der ganze Körper sich der Pulsation des Kummers hingibt). Wenn Sie derzeit keinen Grund zur Traurigkeit haben, richten Sie Ihre Wirbelsäule wieder flexibel auf, atmen Sie frei und lächeln Sie.

Für viele von uns ist die Gewohnheit der Angst, des Ärgers und der Traurigkeit von zentraler Bedeutung dafür, wie wir unsere Zeit und den Sinn unseres Lebens strukturieren, sowie für die Qualität unserer Alltagsgestaltung. Im nächsten Abschnitt betrachten wir, was wir stattdessen tun können.

Wie meine Freundin Susan mit atemberaubender Klarheit einst sagte: „Aber was fange ich mit meiner Zeit an, wenn ich aufhöre unglücklich zu sein?“

Lassen Sie uns sehen.

Ruhetoleranz

Eine der merkwürdigen Fragen, die mir gelegentlich gestellt werden, ist: „Bedeutet all dies, dass wir nicht mehr in der Lage sein werden, unsere Gefühle zu fühlen?“ Nein, natürlich nicht. Mit Nachdruck: Nein. Es bedeutet: *Wenn Sie Wert darauf legen*, können Sie das, was Sie fühlen, wesentlich beeinflussen, sofern Sie es wollen. Natürlich heißt das nicht, dass Sie es immer wollen. Manchmal sind Wut, Angst und Trauer, wie wir schon gesehen haben, von großer Bedeutung für uns. Die Energien, die sie erzeugen, und die Veränderungen, die sie bewirken, dienen dann unserem Wohl. O.k., manchmal sind wir auch aus irgendeinem unbedeutenden Grund wütend, aber es ist einfacher das Gefühl auszuleben als es aktiv zu ändern. (Trotzdem wette ich, dass, sobald wir aus dieser Perspektive heraus Gefühle erleben, Bewegung, Atmung und Stimme sich schon verändern und damit auch die Gefühle.)

Was meist hinter dieser merkwürdigen Frage: „Heißt das alles, dass wir nicht mehr in der Lage sein werden unsere Gefühle zu fühlen?“ steckt, geht noch viel tiefer. In der westlichen Welt deuten wir unsere Rastlosigkeit als ein Zeichen der Lebendigkeit. Wenn wir uns nicht mehr in einem Zustand der Rastlosigkeit befinden, fürchten viele von uns, Sie könnten abgestumpft oder tot sein. Es könnte sein, dass diejenigen von uns, die unter ständiger Bedrohung aufgewachsen sind, unter Umständen die Empfindung der Angst mit der Erfahrung des *Seins* an sich verwechseln. Wenn das für Sie zutrifft – wenn Sie Ihr Seinsgefühl mit dem Gefühl der Wut, der Angst oder der Traurigkeit fest „verheiratet“ haben – kann es sein, dass es einige Zeit dauert, bis Sie den Boden des Wohlbefindens geprüft haben und entdecken, dass Sie sich nicht selbst verlieren, wenn Sie „zur Ruhe kommen“[2]. Weg vom Erregtsein - hin zur Stille und zum Wohlbefinden als normalen Zustand.

Richardsons Vigilanz*

Mein Freund Tony Richardson ist Arzt und Psychiater sowie einer der Besten in Körperarbeit, Körperpsychotherapie und im Praktizieren des Tibetanischen Buddhismus. Dies ist eine wilde, aber verlässliche Kombination und führte dazu, dass wir einige

* Vigilanz: In der Psychologie Zustand erhöhter Reaktionsbereitschaft (Anmerkung der Übers.)

sehr außergewöhnliche Gespräche führten. Eines davon fand vor einiger Zeit statt, als wir den physiologischen, somatischen und empirischen Unterschied zwischen Depression und Verzweiflung diskutierten. Dies ist offensichtlich eine komplexe und heikle Frage, aber es kam etwas sehr Wertvolles bei unserem Gespräch heraus. Wir einigten uns am Ende dieses Gespräches auf die Arbeitshypothese, dass Verzweiflung der Langzeiteffekt des Gefühls ist, sich *nie* wirklich sicher fallen lassen oder zur Ruhe kommen zu können, weil ein gefühlter Boden aus Sicherheit und Gehaltensein fehlt - und Liebe nicht präsent ist. Kein wahrer Mutterschoß und keine starken Vaterarme in der ganzen Welt. Wenn sich diese Erfahrung während wir aufwachsen in unserem Nervensystem festsetzt, kann sich das Gefühl entwickeln, dass ‚sich fallen zu lassen' – sogar schon der Impuls sich fallen zu lassen – der Auslöser für das Empfinden von Gefahr ist. Am Ende haben wir ein Nervensystem, das sich nicht ausruhen *will*, weil der Ruhezustand als gefährlich empfunden wird.

In den ersten Jahren unseres Erwachsenseins mag uns dies noch nicht besonders auffallen, es sei denn durch den Drang Sicherheiten zu schaffen – indem wir Liebe, oder Isolation, oder Macht, oder Geld, oder was auch immer wir damit verbinden, herstellen - um uns schließlich okay zu fühlen.

Später, wenn wir es zunehmend müde sind, so getrieben zu sein und wirklich zur Ruhe kommen *wollen*, stellen wir fest, dass wir es nicht können. Nicht einfach nur so, unabhängig davon, *wie die Umstände sind.* Also verlassen wir uns auf Ersatzbefriedigungen, um zu kompensieren. Es kann sein, dass wir mehr essen oder trinken, mehr Sex haben, mehr kaufen oder mehr kontrollieren und so versuchen, eine Situation zu schaffen, in der wir zumindest die Illusion haben zur Ruhe zu kommen. Je mehr Anstrengung wir für den Versuch aufwenden, die Dinge so für uns zu regeln, dass sie „o.k." genug sind, um zur Ruhe zu kommen, desto müder werden wir, und desto mehr beginnt eine unterschwellige Verzweiflung zu akkumulieren. Wir werden von einem Gefühl der Furcht oder dem Gedanken, dass einfach alles grundsätzlich falsch ist, gejagt. Je öfter es uns misslingt, die Dinge für uns in Ordnung zu bringen, desto stärker wird die Verzweiflung.

Ich war so beeindruckt von Tonys Erkenntnis und der Bedeutung dieses Gespräches, dass ich als Gedankenspiel ein neues Syndrom erfand: „Früh angelegtes generalisiertes neuronales Hypervigilanz Syndrom“ - oder Richardsons Vigilanz. Es so zu benennen hatte zunächst etwas Spielerisches, aber meine Erfahrung seit dem hat mich davon überzeugt, dass viele Menschen diesen Zustand von Spannung und Unbehagen an sich selbst beobachten können und froh wären, wenn sie sich davon befreien könnten.

Die Übungen, die eine Ruhetoleranz entwickeln, und eine Basis für Wohlbefinden als normaler Zustand schaffen, helfen dem Nervensystem, sich neu zu strukturieren und es zu wagen, zur Ruhe zu kommen.

Anfangen, die Dinge o.k. sein zu lassen

Übung 67: **Finden Sie einen ruhigen Ort, an dem Sie nicht überrascht oder unterbrochen werden können. Sorgen Sie dafür, indem Sie zum Beispiel die Tür abschließen, ein Schild aufstellen oder draußen einen großen Hund postieren. Setzen Sie sich so, dass Sie wirklich bequem sitzen und ihr Rücken aufrecht ist. Sie können im Schneidersitz sitzen oder im *Seiza* (auf den Fersen wie bei den Kampfkünsten), falls diese Sitzpositionen wirklich bequem für Sie sind. Ansonsten ist ein Stuhl ohne Armlehnen mit einer geraden Rückenlehne und einem Kissen im unteren Rücken wunderbar.**

Sitzen Sie einfach da, so einfach wie möglich, ohne zu versuchen etwas zu tun und ohne darauf zu warten, dass etwas passiert.

passiert.

Sehr wahrscheinlich finden Sie das unmöglich. Wenn Sie anfangen - sich unbehaglich zu fühlen, stehen Sie auf und gehen ein bisschen umher - vielleicht ein paar Minuten, bevor Sie sich wieder hinsetzen. Machen Sie das vier oder fünf Mal. Wenn Sie feststellen, dass Sie wirklich genervt oder erregt sind, hören Sie mit der Übung auf und versuchen Sie es an einem anderen Tag wieder. Andernfalls nehmen Sie, ohne sich darüber Sorgen zu machen, all das zur Kenntnis, was Ihr Verstand sich einfallen lässt, um Sie davon zu überzeugen, dass einfach nur still herumzusitzen unmöglich oder eine schlechte Idee ist. „Es ist dumm!", „Ich habe keine *Zeit* für so was!", „Das ganze Buch ist eine Beleidigung meiner Intelligenz!", „Ich weiß Wichtigeres mit meiner Zeit anzufangen!", „Etwas Furchtbares wird mir oder meinen Kindern geschehen, wenn ich nicht aufpasse.", „Der Hund wird vom Grundstück laufen und überfahren werden."

Es kann sein, dass diese Aussagen Ihres Verstandes auf tieferen Gefühlen von Unbehagen oder Furcht beruhen. Schauen Sie, ob Sie es wagen mögen, für etwa dreißig Sekunden nur dazusitzen – ohne Ziel, ohne Tagesordnungspunkte - *einfach um zu sehen, was passiert.* Das mag Ihnen lächerlich vorkommen, aber glauben Sie mir, das ist es nicht. Sehr wahrscheinlich wird Ihr Körper – der in der Zeit feststeckt – nicht wirklich glauben können, dass nichts Schlimmes passieren wird. Ihr Körper wird dazu neigen, sich in eine Warteposition zu versetzen, neurologisch und neurochemisch – darauf wartend, dass Sie mit dieser verrückten Idee aufhören und wieder zu Sorge und Anstrengung zurückkehren.

Vertrauen Sie dem Experiment so weit, dass Sie sich die Zeit nehmen und wirklich zur Kenntnis nehmen, dass nichts Schlimmes passiert. Nehmen Sie es als eine echte Information auf, so tief wie Sie können, egal wie albern es Ihnen am Anfang vorkommen mag: „Es ist wirklich wahr; ich kann ruhig und unbeschwert dreißig Sekunden lang dasitzen und komme damit durch."

Vielleicht haben Sie bereits eine Toleranz für Ruhe und Wohlbefinden, die gut entwickelt ist. Vielleicht möchten Sie aber auch erfahren, wo Ihre Grenzen liegen. Geben Sie sich zehn Minuten oder zwanzig oder eine Stunde. Manchmal werden Sie sich einen ganzen Tag geben wollen. Denken Sie daran: es ist eine Zeit ohne Aufgabe, in der Sie nicht darauf warten, dass sich etwas ändert. (Das heißt natürlich auch, nicht darauf zu warten, dass die Zeit umgeht! Wenn Sie feststellen, dass Sie warten, ruhen Sie sich von der Übung aus, oder beenden Sie die Übung für den Moment.)

Mit der Zeit wird dieses Angebot an sich selbst Ihrem Nervensystem helfen sich zu trauen zur Ruhe zu kommen, immer mehr und immer öfter.

Übung 68: **Während Sie ohne Anstrengung oder Warten dasitzen, lassen Sie Ihren Atem klingen wie die Meeresbrandung am Ufer an einem sonnigen Nachmittag. Lauschen Sie dem Rauschen Ihres Atems und lassen Sie sich so gut Sie können in diesen Klang hineinfließen.**
Verfahren Sie mit der Übungsdauer genauso wie in der Übung zuvor und nehmen Sie Rücksicht auf eventuell auftretendes Unbehagen. Stehen Sie auf und gehen Sie umher, wenn Sie mögen. Dann verschmelzen Sie weiter mit dem Meeresrauschen Ihres Atems, so lange es sich leicht anfühlt. Zwingen Sie sich nicht irgendeine dieser Übungen zu machen. Nutzen Sie die Zeiten, wenn Sie es verlockend finden zu üben oder Sie eine interessierte Bereitschaft spüren – und schauen Sie, wie es wirkt.

Nachdem Sie solange, wie es sich gut anfühlte, auf diese Weise geatmet haben, machen Sie für 5 bis 10 Minuten ein Nickerchen. Schlafen Sie ein, wenn Sie können und es möchten. Wenn nicht, gleiten Sie in Richtung Einschlafen ohne sich darüber Sorgen zu machen, ob dies geschieht oder nicht.

Übung 69: **Setzen Sie sich wieder bequem und aufrecht hin und lassen Sie erneut Ihren Atem sich bewegen wie das Meer. Wenn Sie von Zeit zu Zeit seufzen, wird dies zu Variationen Ihres „Brandungsrauschens" führen und zu einem tieferen Loslassen einladen. Suchen Sie sich etwas aus, das Sie an Liebe erinnert – eine Blume; etwas, das Sie gerne ansehen; ein Foto von jemandem, den Sie lieben. Stellen Sie es irgendwo auf, wo Sie es von Ihrem Sitzplatz aus gut sehen können. Während Ihre Ohren in das Geräusch Ihres Atems hineinsinken, lassen Sie Ihre Augen in das, was Sie lieben, hineinschmelzen. Wenn Sie dem Fühlen mehr vertrauen als dem Sehen, halten Sie den Gegenstand liebevoll in den Händen.**

Gehen Sie so weit im Fühlen der Präsenz der Liebe, wie Sie sich dabei gerade noch sicher fühlen. Wenn das Gefühl aufkommt, dass die Dinge eigentlich o.k. sind, ruhen Sie sich darin aus und erlauben sie Ihren Zellen dieses Gefühl einzusaugen. Wenn möglich, pausieren sie mit der Übung, bevor Sie sich verängstigt oder unbehaglich fühlen. Am besten machen Sie ein Nickerchen, solange Sie die Gegenwart der Liebe noch fühlen.

Jenseits der Stille

Wenn wir schon Erfahrung darin haben, Mühelosigkeit und Ruhe als unserer Basis zu vertrauen, dann können wir damit anfangen tiefer zu gehen. Ich fürchte allerdings, dass wir versucht sind „oh, fein!" zu sagen und schon wieder von der Basis der Wut, Furcht oder Trauer aus versuchen in tiefere Glückzustände einzutauchen. Ich muss Ihnen sagen, es wird nicht funktionieren. (Ich habe es lange und ernsthaft versucht.) Wie einer meiner Lehrer sagte, führt es nur zu Aufregung und Enttäuschung. Zustände wie Glückseligkeit und Ekstase entstehen spontan auf der Basis der Leichtigkeit. Es braucht nicht viel, um sie einzuladen. Aber wenn wir Sie von einer Basis des Unbehagens aus einladen, betreten wir nur einen weiteren Raum von Kampf und Niederlage. Der Körper wird sich solange dagegen wehren loszulassen, „sich selbst zu vergessen“, bis er sich im Hier und Jetzt ruhig und behaglich fühlt. Solange die Ungeheuer unserer Vergangenheit nicht ihre verdiente Ruhe gefunden haben, wird sich unser Körper weigern sich hinzugeben.

Bitte beginnen Sie jede dieser Übungen mit einem Zur-Ruhe-kommen (resting down), einfach so, *um seiner selbst willen*. Ach, die Hinterlist unseres kleinen Geistes! Ruhe und Wohlbefinden, die wir *erzeugen*, um die Übungen zu machen, ist nicht die unverfälschte Ware. Seufz.
Beginnen Sie von vorn. Ist das nicht empörend? Manipulation und Anstrengung funktionieren einfach nicht. Die allmähliche Entwicklung von Vertrauen, das auf Erfahrung basiert, und die Erlaubnis, dass die natürliche Basis der Leichtigkeit sich zeigen darf, sind die einzigen Wege zu diesem Spielfeld.

Andererseits sind Wohlbehagen und Stille progressiv. Wir müssen nicht darauf warten, bis wir perfekt sind, um mit Freude zu spielen. Was sollen wir machen? Spielen. Uns selbst überwinden. Und noch mehr spielen.

Übung 70: **Sitzen Sie in der Position, in der Sie am besten zu Wohlbehagen und Ruhe gelangen können. Kommen Sie so weit zur Ruhe, wie Sie es im Moment können. Vertrauen Sie der Leichtigkeit, die Sie schon erfahren haben.**

Sitzen Sie mit beweglicher und aufrechter Wirbelsäule – so wie der Stiel einer Lilie – und wiegen Sie sanft von einer Seite zur anderen. Schaukeln Sie so langsam, dass Sie jeden Moment der Bewegung und der Bewusstheit wahrnehmen können. Kosten Sie die Qualität der Empfindungen, die entstehen, während Sie sich bewegen. Lassen Sie nach und nach die Bewegung immer kleiner werden, bis die äußere Bewegung unsichtbar wird. Erlauben Sie der inneren Bewegung sich

fortzusetzen. Verschmelzen Sie mit dieser inneren Bewegung. Erlauben sie ihrem Atem, sich so zu verändern, wie er will, um diese Verschmelzung zu vertiefen.

Übung 71: **Wiegen Sie auf die gleiche Weise sanft vor und zurück (aus dem Hüftgelenk heraus, nicht aus dem Rücken). Erkunden Sie diese neue Achse der Bewegung, während Ihre Wirbelsäule beim Wiegen beweglich und aufrecht bleibt. Bleiben Sie bewusst in der Bewegung und seien Sie die Bewegung. Genießen Sie die entstehenden Empfindungen. Lassen Sie schrittweise den Bogen der Bewegung kleiner werden, bis die sichtbare Bewegung in eine innere Bewegung verschwindet. Geben Sie sich dieser inneren Bewegung hin. Schmelzen Sie Bewusstheit hinein. Lassen Sie Atmung und Stimme spontan auf die Empfindungen, die durch die innere Bewegung und die Verbindung mit ihr entstehen, antworten.**

Übung 72: **Auf die gleiche Weise wie vorher versuchen wir nun den Kopf „zurechtzurücken". Zunächst bewegen Sie den Kopf wie bei der Hin-und-her-Bewegung, wenn Sie „Nein" sagen. Wie bei der vorigen Übung lassen Sie dann die sichtbare Bewegung in eine innere Bewegung übergehen. Je kleiner letztlich die äußeren Bewegungen werden, desto mehr innere Bewegung wird entstehen. Lassen Sie Ihren Atem los und lassen Sie Geräusche entstehen.**
Wiederholen Sie das mit der Auf-und-ab-Bewegung für „Ja" und dann mit der höflichen Bewegung der Ostinder, mit der sie zeigen, dass sie gern helfen würden, aber... (eine Kippbewegung des Kopfes, als wollten Sie abwechselnd das rechte und das linke Ohr auf die Schulter legen, Anm. Übers.). Erlauben Sie all diesen äußeren Bewegungen immer kleiner zu werden und sich allmählich in den inneren Bewegungen der Flüssigkeiten und Energie aufzulösen. Beobachten Sie nicht diese inneren Ströme, sprechen Sie nicht mit sich darüber, verschmelzen Sie vielmehr mit ihnen und werden eins mit

ihnen – immer und nur solange, wie Sie sich glücklich und sicher fühlen.

Wenn Ihnen Ihr Verstand wie gewohnt sagt, dass Sie ein hoffnungsloser Fall sind und nie in der Lage sein werden dieses Fließen geschehen zu lassen, ist dies eine wunderbare Gelegenheit, freundlich zu sich zu sein. Denn es stimmt nicht. Wenn *ich* lernen kann mich aus Terror und Argwohn herauszuschmelzen, dann ist es für mich offensichtlich, dass mit genug Zeit, Geduld und Humor es jeder kann.

Diese Folge von Bewegungen erlaubt ein „inneres Stimmen" und ermöglicht Ihnen, als Körper, von der Leichtigkeit in einen tiefen Fluss von Energie und Präsenz zu kommen. Dies geschieht durch den *Flow* in Ihrem Körper. Wie viel Fließen Sie bereit sind zuzulassen – *da zu sein* – wird von Zeit zu Zeit sehr unterschiedlich sein. Aber, wie ich bereits sagte, wenn Sie mit Geduld und Humor dabei bleiben, wird sich Ihre Fähigkeit den *Flow* zu erfahren und sich ihm hinzugeben mit Sicherheit vertiefen und verstärken.

Ich habe den Bewegungsaspekt dieser Übungen beschrieben, aber noch nicht viel über Atmung und Stimme gesagt. Und zwar deshalb, weil die Möglichkeiten endlos sind. Wenn Ihr Atem tief und langsam ist, werden die Empfindungen des Fließens sehr anders sein, als wenn Ihr Atem flach und schnell ist und abgehackte Wellen im Fluss verursacht. Ebenso werden die Geräusche, die Sie machen, den Strom zu vielen verschiedenen Empfindungen und Gefühlen „lenken". Ich lade Sie ein, mit Ihrer Atmung und den Geräuschen, die Sie machen, während Sie sich dem Fließen hingeben, zu spielen. So wie einer meiner tibetanischen Lehrer bei einer denkwürdigen Gelegenheit zu mir sagte: „Willst Du nicht lieber einfach sehen, was passiert?"

Es gibt allerdings einen Laut, der zu wichtig ist, als dass ich ihn unerwähnt lassen könnte, und das ist „AH". AH ist eine der drei Kernsilben oder formenden Klänge, die von vielen Tantrikern, einschließlich der Tibeter, aus dem Sanskrit übernommen wurde. Es ist, unter anderem, der Laut der Hingabe, der Erleichterung, des Miteinanderverbundenseins, der Laut der Verwunderung. Was jetzt folgt, ist eine Möglichkeit seine Tiefe zu erforschen. Zu jeder Tages- oder Nachtzeit ist ein AH segensreich. Je vollkommener das AH in die Bewegung und Atmung integriert wird, desto vollkommener wird es Sie berühren.

Übung 73: **Während Sie weiter mit der inneren Bewegung verschmelzen, tönen Sie den Laut AH, so dass er Ihren ganzen Körper durchströmt. Nehmen Sie die vielen verschiedenen Qualitäten des AH wahr, von Befreiung bis zu Freude. Spielen Sie mit dem AH wie mit einem Fluss von Tönen. Seien Sie der Fluss. Erlauben Sie sich so viel Freude, dass Sie sich noch sicher und dankbar fühlen können.**

Machen Sie ein Nickerchen, solange Sie sich noch in einem Zustand der Freude oder Befriedigung befinden. Während Sie sich dösend in Richtung Schlaf bewegen, machen Sie kleine genussvolle Geräusche mit den Lippen. Schwelgen Sie in den spürbaren Veränderungen der Flüssigkeitsbewegungen innerhalb Ihres Körpers. Sie werden die Ströme wahrscheinlich als angenehm, sinnlich, „schlüpfrig“ empfinden. So fühlen sich glückliche Flüssigkeiten an.

Hm!

O.k. Wir beginnen also gerade zu erfahren, wie wir aus freien Stücken ärgerlich werden können, und wie wir aus diesem Gefühl mit Leichtigkeit und Würde wieder heraus kommen, falls es ein Gefühl ist, das eher der Vergangenheit als der Gegenwart angehört. Die gleiche Erfahrung machen wir mit Angst oder Traurigkeit. Dies gibt uns allmählich einen größeren emotionalen Spielraum, größere Ausdrucksfreiheit und verringert unsere Angst vor dem Empfinden vergangener oder gegenwärtiger Gefühle.

Nun, aber was ist mit dem wirklichen Leben? Das fragen Menschen, die tief im Herzen bezweifeln, dass ihr soziales Umfeld die Veränderungen, die sie machen, erkennen oder unterstützen wird. Ein Aspekt des „wirklichen Lebens“, der für viele besonders heikel ist, ist die Beziehung. Wobei wir normalerweise nur die Beziehungen mit Menschen meinen, mit denen wir zusammenleben, besonders wenn wir Sex mit ihnen haben. Es ist wohl wahr, dass Sie bereit sein müssen, im Kontakt mit den Menschen, die Ihnen nahe stehen, „jemand anders zu sein“, wenn Sie Ihre neuen Gefühle und Freiheiten in Ihr Leben integrieren wollen. Das kann Spannungen erzeugen. Verdammt, es *erzeugt* Spannungen! Schließlich war die Person, mit der Ihr Partner eine Beziehung eingegangen ist, die Person, die Sie vorher waren! Es erübrigt sich zu sagen, dass es hilfreich ist, wenn Sie Ihren Partner nicht mit der vollentwickelten extravaganten Primatenversion überraschen, wenn Sie zum ersten Mal Ärger spielen. Zumindest nicht ohne vorherige Ankündigung! Sofern Ihre Partner, ob Liebhaber oder Freunde, überhaupt Interesse daran zeigen, ist es sehr wahrscheinlich, dass Sie Ihr Umfeld ändern werden, wenn Sie die Übungen gemeinsam machen.

Wenn Sie es ausprobieren wollen, können Sie eine Menge Spaß miteinander haben. Sie können auch im Laufe der Zeit Ihre Beziehung von altem Ballast befreien. Zwei Dinge möchte ich Ihnen noch nahe legen, bevor Sie anfangen.

Das eine ist, dass Sie darauf achten sich gemeinsam im gleichen Bewusstseinsraum zu begegnen, egal, ob sie die Übungen machen oder sich zu einem anderen Zweck treffen. Wir werden dies im nächsten Abschnitt genauer betrachten. Das andere sind die „Sicherheitsklammern“, wie ich sie nenne – ein klares, durch das Üben wachsendes Verständnis, dass Sie hier einen sicheren Ort für Spiel und Erforschung schaffen - und „Sie nicht an Ihrer Beziehung arbeiten“, was oft ein tödliches Unterfangen ist. Dass Sie für einander präsent sind, jeder aber selbst für seine eigenen Gefühlszustände verantwortlich ist. Das, was innerhalb der Sicherheitsklammern passiert, bleibt dort und wird nicht später als

Waffe gegen den anderen benutzt. Diese Präsenz beinhaltet auch Fürsorge und Anteilnahme und ist keine Maskierung der Vermeidung.

Dann können Sie loslegen. Fangen Sie von vorn an und spielen Sie alle Spiele gemeinsam. Sicherheitshalber fängt zunächst erst eine Person an, zornig oder traurig oder ängstlich zu sein. Dann tauschen Sie. Wenn Sie mehr Vertrauen und Flexibilität fühlen, können Sie beide gleichzeitig loslegen. Es ist gut sich darüber einig zu sein, als ein Teil der Sicherheitsklammern, dass jeder Partner das Spiel zu jeder Zeit abbrechen kann.

Wenn Sie merken, dass Sie keine Angst mehr vor dem haben, was Sie fühlen, nicht einmal mehr Angst davor haben, Angst zu haben; dass Sie keine Angst mehr haben, sie könnten jemanden verletzen, wenn Sie zornig sind, dann (und nur auf Basis wirklicher Furchtlosigkeit auf beiden Seiten) kann eine Person Ärger spielen, während die andere Person Angst oder Traurigkeit spielt. Dann tauschen Sie. Tauschen Sie immer, um die Dinge im Gleichgewicht zu halten. Keiner will immer der Bösewicht oder der Unterlegene sein.

So, bevor wir nun zu spielen anfangen, müssen wir uns eigentlich noch treffen.

Wagen wir das Abenteuer

Die Crux zwischenmenschlicher Beziehungen ist, dass die meisten von uns darauf warten – und warten – und warten – sicher zu sein, dass die betreffende Beziehung in ein paar Stunden um vier Uhr morgens vorbei sein wird *oder* dass sie bis ans Ende der Zeit dauern wird. Wenn wir uns nur einig darüber wären, was Sicherheit erzeugt! Normalerweise jedoch wartet einer in dieser Polarität auf eine Form der Bestätigung und der andere auf eine andere Form der Sicherheit. Wessen wir uns aber scheinbar ziemlich sicher sind, ist, dass, solange bestimmte Bedingungen nicht erfüllt sind, die Hingabe in einen *gemeinsamen* Fluss nicht drin ist.

Man muss kein Genie sein, um zu erkennen, dass unter diesen Voraussetzungen wir uns unaufhörlich voneinander entfernen. Sogar wenn es so aussieht, als seien die Bedingungen erfüllt, unterliegen sie doch immer Veränderungen! *Wir* sind das Subjekt der Veränderungen! Während wir also darauf warten, endlich diese Bedingungen zu erfüllen, sie zu stabilisieren, zu erneuern, festzunageln und auf andere Weise für uns zurechtzurücken, ist das alles bereits Schnee von gestern.

Die ironischen, wenn nicht sogar offen sarkastischen Bemerkungen, die Männer über Frauen und Frauen über Männer (oder Männer über Männer und Frauen über Frauen) machen, reflektieren die gegenwärtige, scheinbar grenzenlose Frustration, die die meisten von uns empfinden, weil wir selten gegenseitig für einander präsent sind, so frei wie möglich von irgendwelchen Bedingungen.

In diesem Abschnitt werden wir uns einige einfache Wege anschauen, wie Sie und Ihr Partner, wenn Sie es wollen, gemeinsam im selben Raum und zur selben Zeit erscheinen und sich dort *treffen* können. Wenn Sie sich erst einmal getroffen haben, kann es sein, dass Sie sich wünschen mehr Zeit miteinander zu verbringen, um in enger Verbindung etwas zu tun, sich zu lieben (für einen Tag oder tausend – hoppla, es passiert schon wieder!) oder Brücken zu bauen.

Was meine ich mit „gegenseitig" (*mutual*)? Ich meine die Bereitschaft und die Fähigkeit zu erkennen (und kontinuierlich zu erkennen), dass Sie *existieren* und gleichzeitig zu erkennen, dass der Andere auch *existiert*. Die eigene Realität und Präsenz wahrzunehmen ohne den Anderen zu verlieren, die Realität und Präsenz des Anderen wahrzunehmen ohne sich selbst zu verlieren.

Üblicherweise ist es ein Ping-Pong-Spiel zwischen „Ich bin real, du aber nicht“, „Du bist real, ich aber nicht“, egal in welcher Art Beziehung wir uns befinden. Deshalb schaffen wir es so beharrlich uns zu verfehlen. In einigen Beziehungen sind wir die meiste Zeit ‚der Reale'; in anderen verlieren wir uns die meiste Zeit und der andere ist realer für uns als wir selbst.

Zu lernen, in unseren Beziehungen immer mehr gegenseitig präsent zu sein – egal ob die andere Person es gelernt hat oder nicht – ist ein Segen, der sich nicht abnutzt und niemals veraltet.

Vielleicht möchten Sie lieber mit einem weniger problematischen Lebewesen als mit einem Menschen beginnen zu lernen, was gegenseitige Präsenz bedeutet. Warum nicht? Suchen Sie sich irgendein Wesen aus, das Ihnen gefällt: eine Katze, einen Goldfisch, eine Petunie. Diese müssen nicht einmal physisch präsent sein, um trotzdem ihre Präsenz spüren zu können. Prüfen Sie aber zuerst, ob Sie wirklich bereit sind, diesem Wesen ohne Distanz und ohne sich zu verstellen zu begegnen.

Übung 74: **Setzen Sie sich mit dem Wesen, das Sie zum Üben ausgewählt haben, bequem hin. Schließen Sie die Augen. (Wenn Sie beide Menschen sind und beide die Übung machen, folgen Sie beide gleichzeitig den Anweisungen.) Richten Sie Ihre gesamte Aufmerksamkeit auf alle Informationen, die Ihnen sagen, dass Sie *sind*. Das ist eine ganze Menge, wirklich. Sogar mit geschlossenen Augen werden Sie Bilder im Kopf haben. Oder Worte, die Sie hören. Oder Geräusche. Richten Sie Ihre Aufmerksamkeit mehr und mehr auf die Wahrnehmung an sich – nicht so sehr auf das, *was* Sie wahrnehmen, sondern darauf, *dass* Wahrnehmung geschieht. Sie werden alle Signale empfangen, die Ihr Körper aussendet, um Ihnen zu sagen, dass er *da* ist – Sie, als Körper, da sind – ebenso wo Sie sind und in welcher Position Sie sich befinden. Auch die Signale, die durch energetische Bewegungen und Präsenz erzeugt werden, werden da sein. Sehr viele dieser**

Signale geben Ihnen Informationen darüber, *wie* Sie sind. Nehmen Sie diese Informationen auf. Lassen Sie sich nicht so sehr von dem *Wie* ablenken, sondern konzentrieren Sie sich auf die wesentliche Information, *dass* Sie sind. Die Präsenz selbst.[3]

Während Sie noch in der Präsenz verweilen, auch wenn es Ihnen wenig erscheint, öffnen Sie die Augen und schauen Sie Ihren Partner an. Nehmen Sie wahr, dass dieses andere Wesen – ob Mensch oder Fisch, Katze oder Petunie – auch *ist.* Dieses Wesen hat dieselbe Realität und Präsenz wie Sie. Sie haben dieselbe Realität und Präsenz wie Ihr Gegenüber.

Wenn Sie merken, dass Sie die Bewusstheit Ihrer Präsenz verlieren, während Sie die Realität des anderen erkennen, schließen Sie wieder die Augen und sammeln alle Zeichen und Signale Ihres Daseins ein. Wenn Sie sich wieder stabiler fühlen, öffnen sie die Augen und beginnen Sie erneut.

Häufig, wenn wir anfangen uns gegenseitiger Präsenz und Bewusstheit zu nähern, müssen wir unsere Aufmerksamkeit hin und her bewegen – was eigentlich das ist, was wir sowieso tun – jedoch mit mehr Klarheit darüber, was wir mit unserer Aufmerksamkeit tun und welchen Effekt dies hat. Erst sich seiner selbst bewusst sein. Dann sich des anderen bewusst sein. Sich seiner selbst bewusst sein. Hin und her. Wenn Sie einige Zeit so hin und her gependelt sind, wird Ihre Aufmerksamkeit sich entspannen und ausweiten, um Sie beide einzubeziehen. Da haben Sie es, Gegenseitigkeit (*mutuality*). Wenn Ihr Geist flattert oder eng wird, schalten Sie zurück, ruhen Sie sich aus und fangen Sie erneut an. Machen Sie ein kurzes Nickerchen bevor Sie wieder anfangen. Es braucht dazu schon spezielle „geistige Muskeln“, um das hinzukriegen, und, wie bei allem Neuen, erfordert es Geduld.[4]

Wenn Sie diese gegenseitige Präsenz erreichen, werden Sie erleben, dass eine ganze Reihe positiver Zustände spontan entstehen: Freude am Dasein des Anderen; der Wunsch, es möge ihm gut gehen und er möge glücklich sein; die Freude am gemeinsamen S*ein* und ein innerer Friede über das Sein insgesamt. Das sind keine Zustände, die wir erzeugt haben, so wie wir Wut, Angst oder Traurigkeit durch Gewohnheit oder Absicht gemacht haben. Vielmehr sind es die darunter liegenden basalen Qualitäten eines entspannten Seins und entspannter Präsenz. Wenn in Ihnen diese Zustände entstehen, lassen Sie sie für Ihren Partner sichtbar und hörbar werden. Nehmen Sie wahr, dass das Teilen der Zustände diese vertieft.

Anfangs mag es Ihnen nicht möglich sein, die Gegenseitigkeit lange aufrecht zu erhalten. Denken Sie daran, dass *mutuality* eine ausgesprochen erwachsene Fähigkeit ist. Sie muss gepflegt und gestärkt werden. Wenn Sie im Zweifel sind, ob Sie sich sorgen sollen oder freundlich zu sich sein wollen, seien Sie lieber freundlich.

Denken Sie daran sich auszuruhen *bevor* Sie ermüden, oder wenn Sie während der Übung ermatten. Machen Sie ein Nickerchen, so dass Ihr Körper das, was Sie durch die Übung initiierten, verinnerlichen kann.

Alle Übungen, die Ruhe und Fließen (*flow*) bewirken, können auch in gegenseitiger Präsenz mit großer Freude und Gewinn gemacht werden.

Honigsüße in der Weite

Wenn Sie und Ihr Partner ruhig – oder unzüchtig – beisammen sitzen und den Erfahrungsweg zurückverfolgen von der „Ruhetoleranz" über „Die Dinge o.k. sein lassen" zu „Jenseits der Stille"... wenn Sie das aus der Position gegenseitiger Präsenz und Bewusstheit tun... wenn Sie dies beharrlich und spielerisch tun, mit Humor und der Bereitschaft zu sehen, was passiert, wird sich Ihnen ein großes Mysterium eröffnen: Sie werden eine neue Erfahrung entdecken, die man am besten mit „Offenheit" oder „Weite" beschreiben kann. Sie werden entdecken, dass, wenn Bewusstheit in der Offenheit ruht, die Weite süß wird.

Wie das Kaninchen wortlos den Mond anstarrt, bringe ich Ihre Aufmerksamkeit in Richtung der Erfahrungssphäre „Honigsüße in der Weite". Mehr will ich nicht sagen; ein ganzes Leben ist kaum genug um sie zu erforschen. Aber ich wünsche Ihnen und Ihrem Partner die Bereitschaft sie zusammen in Liebe, Freude und Mitgefühl zu entdecken. Möge Ihr Herz sich in die Weite dehnen und all ihre Erfahrungen mit Liebe füllen.

Gute Reise!

Ich sage jetzt auf Wiedersehen. Viele Menschen, überraschend viele, haben in den letzten zehn Jahren geschrieben, dass „Die Erweckung des Inneren Geliebten" für Ihr Leben sehr hilfreich war. Das sind gute Nachrichten. Ich hoffe, dass diese neue Inkarnation sich als noch interessanter, aufregender und hilfreicher erweisen wird wie die letzte. Ich danke allen, die das Buch gelesen haben, und besonders denen, die die Übungen ausprobiert haben, was ja den Unterschied ausmacht.

Ich wünsche Ihnen von ganzem Herzen alles Gute.

Anhang A

Kurzfassung

Um zu einer befriedigenden sexuellen Vereinigung mit sich selbst oder mit einem Partner zu gelangen, benötigen Sie:

- eine hohe Ladung (im Verhältnis zu Ihrer normalen Ebene)
- ein entspanntes, tonisiertes, flexibles System, das fähig ist zu
  - Zügelung
  - Pulsieren
  - reflexiver Neuverteilung der Energie
- Kontakt (sei er körperlich, emotional, energetisch oder spirituell), der es ermöglicht, daß Sie sich berührt fühlen
  - von sich selbst
  - von jemand anderem
  - vom Leben

Warum?

- Eine hohe Ladung in einem *starren* System erzeugt Unbehagen. In diesem Fall wird die Person entweder die Berührung vermeiden oder zu schneller, häufiger Entladung drängen.
- Eine niedrige Ladung (im allgemeinen in einem zusammengezogenen oder zusammengebrochenen energetischen System) bedeutet, daß die Energie im System nie den Punkt der reflexiven Befreiung erreicht.
- Durch den Mangel an Kontakten wird die Berührung flach, mechanisch oder leer; ebenso Sex. Und das Leben.

Über je mehr Spannkraft und Flexibilität Sie energetisch und muskulär, emotional und geistig verfügen, desto mehr Ladung und desto mehr Leben können Sie in sich halten und zügeln und desto mehr Genuß können Sie erleben. Das gilt für Ihr ganzes Sein, auch für die Befreiung und Neuverteilung der «besonderen» Energie des Sex (und anderer Erfahrungen der Vereinigung).

ANHANG B
Die innere Werbung

Meine eigene Erfahrung des Verlaufs in diesem Prozeß der energetischen «Werbung» ist folgende:

1. Zunächst fließt mehr Energie um uns herum als durch uns hindurch (wegen der Grenzen, die wir aufgebaut haben). Die Energie innerhalb der Grenzen ist eher statisch als in Bewegung. Außerdem sind wir uns dieser Lebensenergie, der inneren wie der äußeren, kaum bewußt. *Viele* Menschen haben eine unterschwellige Wahrnehmung der energetischen Ströme, des Energieaustauschs und der Färbungen dieser Energie und verlassen sich sehr ernsthaft auf diese Erfahrungen. Im allgemeinen lassen sie niemanden wissen, daß sie das tun, weil sie keine Worte oder keine Gültigkeitserklärung dafür haben. Über solche Dinge «spricht man nicht» – bis jemand sie beim Namen nennt.

2. Wenn durch Übungen oder andere Anleitungen die Gelegenheit gegeben wird, beginnt die Energie im Körper in begrenzten Bereichen zu fließen, zunächst dort, wo eine Bereitschaft zur Öffnung besteht. Es gibt sichtbare Vibrationen, oftmals in ziemlich krampfhafter Form. Manchmal wird der Übende nervös angesichts dieses Phänomens, das oft als «Kontrollverlust» oder «Schwäche» interpretiert wird.

3. In dem Maße, in dem sich mehrere Bereiche öffnen, bewegt sich die Energie nach und nach durch den ganzen Körper, hat je-

doch dabei die Neigung, breitschichtig und an der Oberfläche zu bleiben. Währenddessen beginnen die Vibrationen und das Zittern feiner zu werden. Dies ist der Beginn der «hochfrequenteren Schwingungen», von denen in allen esoterischen Handbüchern die Rede ist.

4. Mit der Zeit wird die Schwingung im gesamten Körper (oder fast überall) sehr fein und beginnt die tieferen Gewebe zu berühren.

5. Die Vibration wird fließend.

6. Ein Pulsieren entsteht.

7. Das Pulsieren wird feiner und feiner und dringt tief in die Körpergewebe ein, bis es die einzelnen Zellen berührt und neu belebt. Dies ist das strahlende Leben der Kindheit. Diesmal sind wir bewußt; tatsächlich sind alle Zellen bewußt. Das Sein ist bewußt.

8. Die Energie dieses zellulären Pulsierens strahlt wie Licht. Wir erfahren die Energie des Lebens ganz unmittelbar, sowohl als persönlich wie auch als unpersönlich.

Anhang C
Fortgeschrittene Übungen

Wenn Sie mit dieser Arbeit fortfahren wollen, sei es allein oder mit jemand anderem, ist viel Aufrichtigkeit und Mut erforderlich. Sie müssen wissen – Sie müssen bereit sein, zu wissen – was Sie wollen, und nicht nur, was Sie «wollen möchten» oder denken, was Sie wollen sollten. Wenn Sie Ihr «Bewußtsein» von Ihrem körperlichen Sein trennen und versuchen, Ihren Körper dazu «zu bringen», das zu tun, was «Sie» wollen, während «er» etwas anderes will, wird nichts von Bedeutung geschehen. (Das *I Ging* bezieht sich auf diese Art von Kampf: daß Sie selbst dann, wenn Sie dreimal an einem Tag einen Preis gewinnen, ihn verloren haben werden, bevor die Sonne untergeht.) Eine kooperative Vereinigung Ihres Bewußtseins mit Ihrem Körper führt unweigerlich zu vertieftem Genuß und größerer Harmonie in Ihrem Sein. Sie werden durch die Praxis der Übungen in diesem Buch ein wenig von dieser Bewegung erlebt haben. Dieser Anhang präsentiert ein paar relativ fortgeschrittene Übungen, die Ihnen vielleicht Freude machen. Ich hoffe, daß Sie bald Ihre eigenen Übungen erfinden werden.

Übung 60: **Erzeugen Sie in sich ein Gefühl des Glücks, indem Sie sich ausdehnen und pulsieren lassen – oder erzeugen Sie ein sich ausdehnendes Pulsieren durch das Gefühl des Glücks.**

(Verwenden Sie dazu eine Erinnerung, gestalten Sie eine gegebene Situation entsprechend, oder dehnen Sie sich willentlich aus.) Erlauben Sie der Energie Ihrer Ausdehnung, diese Färbung des Glücklichseins beizubehalten, und gehen Sie damit in die Welt hinaus. Erlauben Sie dieser «Färbung» der Energie, Ihre Umgebung zu berühren. Beobachten Sie die Wirkungen.

Übung 61: Suchen Sie einen sicheren, ruhigen Ort auf. Setzen oder legen Sie sich still hin. Richten Sie Ihre «Absicht» auf orgasmischen Genuß. Lassen Sie Ihre Reaktion auf die Absicht zu. Vergessen Sie die «Merkwürdigkeit», so etwas einfach zu «beabsichtigen», und beobachten Sie, wo Sie in Ihrem Körper die Zustimmung zu dieser Reaktion verweigern. Machen Sie sich wegen dieses Mangels an Zustimmung keine Sorgen; eine der stärksten nonverbalen Botschaften, die Sie wahrscheinlich je empfangen haben, hat mit der «Unmöglichkeit» dieses Phänomens zu tun.

(Wie lernen Sie laufen? Sie sehen, daß man laufen kann; Sie stellen es sich vor, wahrscheinlich ohne zu wissen, daß Sie das tun. Das Sehen bewirkt eine positive Resonanz in allen Zellen des Körpers, die körpereigene Reize wahrnehmen. Dann entsteht der Impuls zur Bewegung, den Sie in die Praxis umsetzen, bis die neutralen Bahnen gefestigt und stark sind. Wie Erickson sagte, besteht mindestens die Hälfte des Laufenlernens aus Sichhinsetzen.)

Also: visualisieren Sie sich selbst in einer ekstatischen Reaktion. Entspannen Sie sich in Lauten des Genusses. Lassen Sie dabei Ihre Bewußtheit mit der Visualisation und den Lauten verschmelzen, und erlauben Sie Ihrem Körper, kinästhetisch auf die Absicht zum Orgasmus zu antworten. Freuen Sie sich an dem Genuß, der aufsteigt, und geben Sie sich noch rückhaltloser hin. Machen Sie mit dieser positiven Feedback-Schleife weiter, bis Sie eine Grenze erreichen oder befriedigt sind.

Übung 62: Improvisieren Sie ein Lied (am besten in lyrischer Form), das ausdrückt, was Sie fühlen. Geben Sie sich der Bewegung des Klanges und des Gefühls hin. Achten Sie darauf, wie sich Ihre Seinserfahrung verändert.

Übung 63: Suchen Sie einen ruhigen Strand am Meer oder an einem See auf, wo die Wellen sanft (!) sind. Legen Sie sich parallel zum Wasser auf den Rücken, gerade dort, wo die Wellen auslaufen, so daß sie Sie manchmal fast erreichen, Sie manchmal leise berühren und Sie manchmal ganz umgeben. (Seien Sie – zumindest am Anfang – zurückhaltend.) Beobachten Sie Ihre innere Haltung, wenn Sie den Platz gefunden haben und sich niederlassen. Was für ein Gefühl haben Sie dem gegenüber, was geschehen soll? Können Sie sich entspannen? Können Sie Ihre Augen schließen (und sich entspannen)? Was für ein Gefühl haben Sie angesichts dieser Ebene der Ungewißheit und Verletzlichkeit? Versuchen Sie, sich der Ungewißheit darüber, in welcher Weise die Berührung stattfinden wird, hinzugeben.

Diese Übung vermittelt Ihnen einen unmittelbaren Einblick in Ihre gefühlsmäßige Einstellung zu Vertrauen, zu Berührung und zu den Ungewißheiten, die zum Lebendigsein gehören. Respektieren Sie Ihre Grenzen. Lassen Sie Ihre Reaktion in Lauten zum Ausdruck kommen. Vielleicht wollen Sie Ihre innere Antwort singen.

ANHANG D

Eine Anmerkung zur Struktur dieses Buches

Dieses Buch balanciert zwischen formalen und vertraut-freundlichen Intentionen, und seine Struktur reflektiert dies. Die formale Seite der Struktur basiert auf dem Ericksonschen Modell eines schichtweisen und teils indirekten Zugangs zur Information. Die erste und offensichtlichste Schicht betrifft den energetischen Aspekt von Sexualität, Beziehung und Vereinigung. Die zweite Ebene der Information wird in Teilen offen diskutiert – und unter bestimmten Umständen auch als Ganzes. Diese Ebene hat mit der materiellen Energieverteilung zu tun, mit der Beziehung der Energieverteilung im Körper zum Gefühl und zum Verhalten und damit, wie man ein gewisses Maß an Entscheidung darüber erlangt, wie man sich fühlt. Die dritte Ebene der Information bezieht sich darauf, die spezifische Empfindung des *Seins* im Gegensatz zur *Existenz* hervorzubringen (im Ericksonschen Sinne). Dieser Unterschied in der Bewußtseinsqualität ist etwas, das sich besser durch Demonstration und praktisches Tun lehren läßt als durch Erklärung; deshalb beruht diese dritte Schicht fast ausschließlich auf nicht-linearer Kommunikation.

Die Themen Sexualität, sexuelle Intimität und andere Möglichkeiten der Vereinigung haben die Rolle einer Art von «Lockvogel», der die bewußte Aufmerksamkeit anzieht und sammelt und die Energie für die weiteren Ebenen des Lernens verfügbar macht. Die zweite Schicht ist am besten in den Kapiteln «Energetische Gewohnheiten» und «Der energetische Atem» sichtbar, wo ein Zugang zur Eigenart und Struktur des Energiekörpers formuliert wird. Die dritte Schicht wird erfahrbar durch die Unterweisungen in den Fähigkeiten der direkten Wahrnehmung der Lebensenergie und der willentlichen Verteilung der persönlichen Energien – im täglichen Leben wie in der sexuellen Beziehung. Diese Fähigkeiten werden dann eingesetzt für das willentliche Verschmelzen und Abgrenzen der Energiefelder zwischen den Partnern, für das willentliche Erzeugen der energetischen Dipol-Situation und der Ladung sowie für die Erfahrung einer Vielzahl von Mustern der energetischen Vereinigung.

Das Buch hat die Form eines Gesprächs mit dem Leser. Dieses Gespräch ist ziemlich informell und bewegt sich in einem weiten Themenkreis wie: die Quellen des sexuellen Elends und des sexuellen Genusses; die Lebensenergie – allgemein und sexuell; die menschlichen Grenzen im Kontext der Quantenmechanik; wie Ihre energetischen Grenzen und Ihr Energieniveau Ihre Beziehungen beeinflussen; unsere «energetischen Gewohnheiten»; was wir mit unseren Grenzen und Gewohnheiten tun können; wie wir uns auf unser Leben als auf eine potentiell genußvolle «Liebesgeschichte» einstellen können, anstatt es als Folterkammer zu sehen. In dieses Gespräch sind dreiundsechzig Übungen eingestreut – eine Art von programmierter Lernfolge –, in denen vermittelt wird, wie man die Lebensenergie direkt erfahren kann, wie man sie willentlich und zweckgebunden bewegt, um zu mehr Freiheit und Seinsgenuß zu gelangen und um die individuelle Fähigkeit (oder die eines Paares) zu Ladung, Erregung, Genuß und intimer Vertrautheit mit oder ohne sexuellen Verkehr zu steigern.

Die theoretischen und experimentellen Grundlagen des Buches stammen aus so unterschiedlichen Bereichen wie Bioenergetik und Körperarbeit, Schauspielausbildung, Meditation, Ericksonscher Hypnotherapie, Kampfsportarten und Quantentheorie. Der Ton ist jedoch freundlich und praxisbezogen, so daß es dem Leser einigermaßen leicht möglich sein sollte, die Ergebnisse gesteigerter Lebendigkeit, höheren Genusses und größerer Freiheit der Entscheidung an sich selbst zu erfahren.

Im Vergleich mit anderen Disziplinen bietet dieses Buch einen Beitrag besonderer Art. Im transpersonalen Kontext repräsentiert es eine «Neu-Erfindung» energetischer Aspekte des Tantra. Vom Standpunkt der Bioenergetik und der Körperarbeit aus liegt sein Schwergewicht wohl in einer alternativen Diskussion des Problems der Grenzen und einer energetischen Annäherung an die Charakterstruktur. Für Sexologen und Sexualtherapeuten bietet es das Konzept der Ladung als einen Faktor im Bereich des sexuellen Verlangens, der Erregung und des Genusses und stellt einige wirksame Mittel vor, um in der Behandlung direkt mit der Ladung zu arbeiten.

Anhang E

Die angemessene Berührung

Praktisch jeder, der heute in der westlichen Welt lebt, erlebt seit seiner Geburt einen Mangel an Berührung. Ich weiß, es ist ziemlich gewagt das zu behaupten. Es ist auch furchtbar, und es ist leider wahr.

Wir werden geboren, was an für sich schon eine stressige Angelegenheit ist. Dann, und das trifft für die meisten von uns zu, anstatt dass es uns erlaubt wird nackt auf der nackten Brust unserer Mutter zu liegen, die Verbindung zu ihrem Herzen und ihren Rhythmen wieder aufzunehmen, der Atmung zu erlauben, natürlich und spontan in Gang zu kommen, der Nabelschnur zu ermöglichen, ihre Aufgabe zu Ende zu führen, der Plazenta Zeit zu geben, geboren zu werden und alle wertvollen Nährstoffe und Blut in unseren winzigen neuen Körper abfließen zu lassen – anstatt dessen, was? Wir werden kopfüber gehalten, und ein keuchender erster Atemzug wird aus unserem Körper geklatscht, die Nabelschnur wird durchtrennt, während sie noch den Puls des Lebens trägt (so werden wir abrupt von dem getrennt, was unsere Verbindung zur Quelle darstellte), und wir verlieren ein Drittel unseres Blutes, das noch in der Plazenta ist. Wir werden eingewickelt in einen Stoff, der uns vom Kontakt und unserer wichtigsten Informationsquelle, der Haut, so abschneidet, dass wir nicht wissen, wo wir sind und wie wir uns fühlen. Selbst wenn wir bei unserer Mutter sind und alles o.k. ist, können wir es nicht wissen – und oft wird uns sogar selbst diese „durch Stoff" gedämpfte Information genommen, dass wir dort sind, wo wir sein sollten, und wir werden in der Leere des Getrenntseins zurückgelassen.

Großartig, oder? Dann werden die Dinge kompliziert. Die Haut ist unser größtes Organ. Wir lassen sie stets bedeckt, so dass die Information, die sie uns geben kann, auf die der Beschaffenheit des Stoffes beschränkt ist. Mehr und mehr wird uns beigebracht, Haut auf Haut nur durch unsere Hände zu fühlen – manchmal mit Teilen unseres Gesichtes – außer in sexuellen Begegnungen. Das erzeugt große Unwissenheit und Entbehrung, Frustration und Verbitterung in uns.

Jeder Körper braucht es berührt zu werden. Der Körper eines jeden von uns braucht Berührung, angemessen und als Teil des täglichen Lebens – wie gutes Essen, das wir mögen, wenn wir es brauchen – so als wäre es nichts Besonderes. So, dass wir uns nicht fühlen, als würden wir auf eine mysteriöse Weise, die wir kaum identifizieren können, verhungern.

In dem Leben der meisten von uns gibt es keine angemessene Berührung – Berührung, die ein Geschenk ist und keine Forderung; Berührung, die wir einladen oder wünschen; nicht eine, die wir ertragen. Berührung, die *richtig* für uns ist. *Für uns* richtig ist in Bezug auf Zeit, Ort, Qualität und Quantität.

Zweifellos haben wir in manchen Naturfilmen gesehen, wie Gruppen von Schimpansen oder Gorillas in Zweier- oder Dreiergruppen zusammensitzen, oder in Gruppen gemütlich beisammen liegen, spielen oder sich gegenseitig putzen. Als Wesen mit Körpern, Wesen, die letztlich, genetisch gesehen zu den Primaten gehören, brauchen wir etwas in dieser Art – einfach, alltäglich, befriedigend.

Aber, werden Sie vielleicht sagen, ich bin kein Affe – ich bin ein Mensch – ich bin *zivilisiert*! Allzu wahr! Aber ein großer Teil unseres Gehirns ist dafür vorgesehen, die Signale dieser einfachen, spielerischen und unverfälschten Berührung zu empfangen, die melden, dass alles mit uns in Ordnung ist – um das angemessene „Hmmm, fein, fein" neurochemisch auszulösen.

Wenn wir wirklich Glück haben, haben wir es geschafft, für uns eine Umgebung zu schaffen, in der Berührung warm, frei, unkompliziert und voll gegenseitiger Präsenz ist. Manchmal sexuell und ekstatisch, meist aber nicht.

Wenn wir, wie die meisten von uns, das nicht geschafft haben, oder unsere Geschichte, wie die von vielen, Verwirrung darüber geschaffen hat, wann und ob und welche Art der Berührung o.k. ist, dann kann es sein, dass wir bei jeglicher Art von Berührung entweder mit Verwirrung, Unwissenheit oder Abneigung reagieren. Oder wir fragen uns, ob es überhaupt so etwas wie eine angemessene Berührung gibt. Wir werden wieder lernen müssen zu erkennen, wann, wie und auf welche Weise – und ob überhaupt – eine Berührung in diesem Moment das Richtige für uns ist.

Anmerkungen

Wie dieses Buch entstanden ist

1 Das trifft nicht ganz zu. Obwohl es meines Wissens keine weiteren Bücher über die Energetik der Sexualität und der Vereinigung gibt, existiert eine «geheime» Tradition im tibetischen Buddhismus, die auf der Erfahrung der energetischen Vereinigung basiert. Einige der Bücher aus dieser Tradition wurden vor kurzem aus dem Tibetischen übersetzt (z. B. *Der heilige Narr – Das liederliche Leben und die lästerlichen Gesänge des tantrischen Meisters Drugpa Künleg* und *Mother of Knowledge: The Enlightenment of Ye-Shes mTsho-Rgyal),* aber sie sind ohne Lehrer nicht praktisch zu verwenden. Es mag inspirierend sein zu lesen: «Der Vajra des Yab verband sich mit dem Lotus der Yum, und gemeinsam erlangten sie einen Zustand großen Gleichmuts», aber das hilft wenig, wenn man nicht weiß, *wie* (Nam-mKai snying-po, *Mother of Knowledge,* S.13).

2 Alexander Lowen, Wilhelm Reich, Stanley Keleman, David Boadella und andere in jedem der Bücher, die sie geschrieben haben. Siehe Bibliographie.

3 Diese Idee wird am ausführlichsten in *No Boundaries* von Ken Wilber besprochen.

4 Obwohl die Theaterarbeit im allgemeinen nicht wirklich geeignet ist, um einem die volle Entscheidungsfreiheit zu lassen.

5 Ich setze «Hypnotherapie» hier in Anführungszeichen, weil sie mir – obgleich Dr. Erickson wegen seiner Arbeit mit medizini-

scher Hypnose zu Recht berühmt wurde – als eine allzu enge Kategorie für seine gesamte Arbeit erscheint.

6 In *The End of Sex*, S. 87–108, befaßt sich George Leonard mit den neuesten Bestrebungen, Sexualität von anderen Aspekten des Seins abgetrennt zu sehen.

Die Grundlage des Experiments

1 Heinz Pagels, *The Cosmic Code*, S. 73–75, 118–122, und viele andere.

2 Mit respektvollem Dank an Robyn Speyer, Tony Richardson, David Finlay, Jane Loebel, David Boadella, Stanley Keleman, Renato Monaco, Alexander Lowen, Thomas Hanna, Richard Heckler und andere.

3 H. V. Guenther, *Tibetan Buddhism in Western Perspective*, S. 36.

4 ebd.

5 Wilhelm Reich, *Die Funktion des Orgasmus*, und andere nach ihm.

6 ebd.

7 James Herndon, *The Way It Spozed To Be*.

8 Zur Zeit berate ich mich mit Forschern des Human Interaction Laboratory, Langley Porter Neuropsychiatric Institute, Universität von Kalifornien in San Francisco über Experimente im Bereich des freien, willkürlichen Zugangs zu Emotionen, einschließlich Ekstase.

9 Denjenigen, die bereits mit Konzepten über die Charakterstruktur vertraut sind, möchte ich sagen, daß ich mir bewußt bin, wie sehr diese Einstellung zu (und Erfahrung mit) Sexualität und Vereinigung meinen eigenen Charakter und meine eigene Persönlichkeitsstruktur spiegelt. Im Verlauf von elf Jahren aktiver Schulung und Forschung in der Bioenergetik habe ich gelernt, daß ich an jeder der Lowenschen Strukturen – schizoid, oral, masochistisch, psychopathisch und rigide – meinen bedeutenden Anteil habe. Wenn mich das Leben allerdings sehr unter Druck setzt, hat meine Abwehrreaktion noch immer hauptsächlich schizoiden Charakter. Ich ziehe jedoch Vorteile aus meinen Nachteilen; und ich hoffe, daß dieses Buch diese Vorteile aufzeigt. Die meisten Bücher über Sexualität werden von «Rigiden» geschrieben. Alle Strukturen, mögen sie auch wünschenswert sein, haben ihre eigenen Grenzen der Wahrnehmung und der Erfahrung. Meine Arbeit mit mir selbst und anderen brachte mich zu der Ansicht, es sei an der

Zeit, einmal vom Standpunkt einer veränderten «Realität» der Wahrnehmung aus etwas über Sexualität und Vereinigung zu schreiben.

Der Beginn

1 Vorgestellt auf der regionalen Konferenz der American Association of Sex Educators, Counsellors, and Therapists, Honolulu, Oktober 1983.
2 Um es anders auszudrücken: Vereinigung oder Orgasmus kann von einer Person allein erfahren werden, oder zwei Personen können diese Erfahrung ohne Geschlechtsverkehr machen.
3 Ob dieser Umstand Ihnen ein Gefühl von sicherer Abgegrenztheit oder frustrierendem Unberührtsein vermittelt, hängt von Ihren eigenen energetischen Gewohnheiten und Bedürfnissen ab.
4 Das ist nicht die einzig mögliche Kombination von Vorlieben, die zu Leiden führt. Eine ausführlichere Darstellung und Übungen zum Genuß weiterer Möglichkeiten finden Sie im 11. Kapitel.
5 Es kann natürlich auch geschehen, daß Menschen zusammenkommen, um sich zu trösten, oder aus Langeweile oder in der *Hoffnung,* daß sich die Erregung noch einstellen wird.
6 Obwohl – wie schon festgestellt – es auch möglich ist, daß der eine Partner nie ganz verschmilzt und der andere sich nie ganz trennt.

Energie und Ladung: Eine erste Übung

1 Denken Sie daran, daß Sie diese Übung möglicherweise so lesen werden, daß Sie etwas hören, das sie *erwarten* zu hören. Als zum Beispiel meine Kollegin Ginny Elliott die Beschreibung dieser Übung in der ersten und der zweiten Fassung las, hörte sie beide Male: «*Halte* diese Energie für eine oder zwei Stunden *fest*», und beide Male brach, wie sie sagte, ihr Energiefeld augenblicklich zusammen. Was für eine Riesenarbeit all dies Festhalten sein mochte! Ich empfehle Ihnen jedoch nur, sich zu diesem erhöhten Energieniveau zu steigern und dort zu bleiben – ohne Anstrengung, ohne Festhalten. Überlassen Sie es dem Leben selbst. Im 8. Kapitel, «Der energetische Atem», finden Sie eine Beschreibung des energetischen Zusammenbruchs.

Der Energiekörper

1 Sheila Ostrander und Lynn Schroeder, *PSI.* Zum Bioplasmakörper oder Energiekörper gibt es im Index 22 Hinweise. Die wichtigsten Forscher sind offenbar V. Inyushin, V. Girschchenko, N. Vorohev, N. Shorisski, N. Fedorova und F. Gibaldulin. Spezielle Artikel sind in der Biographie genannt.

Energetische Gewohnheiten

1 Wie ich höre, bleibt *Energie* nicht immer erhalten. An diesem Punkt hat sich für mich die Welt umgestülpt.

Manche Leute regt das gar nicht auf. Wir könnten sagen, daß die Masse (Materie) *meistens* erhalten bleibt; aber die Möglichkeiten, wenn die Materie *nicht* erhalten bleibt (wie etwa beim radioaktiven Zerfall und bei Kernexplosionen) spielen sicher eine zentrale Rolle im Dilemma unseres Zeitalters. Wenn *Energie* nicht erhalten bleibt, was ist dann die Basis oder Matrix jenseits von Energie? *Was* wird erhalten? Einige «verrückte» Physiker äußern die Idee, das Bewußtsein selbst sei die Matrix.

2 Margaret Mahler, *Die psychologische Geburt des Menschen.*

3 Neuere Forschungsergebnisse scheinen darauf hinzuweisen, daß sich der «Geist» – die wahrnehmende Intelligenz – im gesamten Körper befindet und über ihn hinausreicht.

Der energetische Atem

1 Dies ist der einzige Teil des Buches, der Sie meiner Voraussicht nach langweilen könnte. Wenn es so ist, halten Sie bitte die Nase zu und springen Sie; er ist wichtig.

2 «Zu weit» bedeutet, daß wir die Fähigkeit verlieren, angemessen zu handeln und bei Bedarf die Ausdehnung zuzulassen.

3 Obwohl sie energetisch ständig «Nein» sagen.

4 «Zu weit» bedeutet in diesem Fall: über das hinaus, was wir halten können; siehe den späteren Teil über Zügelung.

5 Oder vielleicht des Eins-Seins gewahr zu werden. Wenn man über energetische Wirklichkeiten reden will, bedarf es einiger Standpunktwechsel und einer Sprache, die wir bis jetzt noch nicht geschaffen haben.

6 Manchmal essen Menschen mit einem dünnen Feld sehr viel, um eine Imitation des schützenden dichten Polsters zu schaffen, zu dem ihnen eine größere Dichte ihres Feldes verhelfen würde.

7 Soweit ich weiß – bin ich selbst ein «Verdünner». Dr. Tony Richardson nennt folgende Nachteile: Isolation gegenüber anderen Wesen, ein Gefühl von Schalheit, außerdem Trägheit. Er fügt hinzu: «Übermäßig verdichtete Felder sind schwer herumzuschleppen.» Diese Nachteile rühren von Mangel an Bewegung und Pulsieren her.

8 Leser, die mit Bioenergetik und den Charakterstrukturen nach Alexander Lowen vertraut sind, werden folgende Korrelationen feststellen: gewohnheitsmäßiges Zusammenziehen entspricht dem schizoiden Charakter; gewohnheitsmäßiges Zusammenbrechen entspricht dem oralen Charakter; gewohnheitsmäßige Kompression entspricht dem masochistischen Charakter; gewohnheitsmäßiger Ballon-Effekt entspricht der Psychopathie; gewohnheitsmäßiges Ausdehnen (mit energetischem Druck nach außen) entspricht dem rigiden Charakter. Meiner eigenen Erfahrung nach sind diese energetischen Bewegungen charakteristische Reaktionen auf bestimmte bedrohliche Situationen und treten ungeachtet des Alters auf, in dem die Bedrohung erlebt wird. Wie andere Aspekte der Charakterstruktur werden jedoch die meisten *Gewohnheiten* der energetischen Reaktion früh aufgebaut. Veränderungen in der Struktur ermöglichen mehr energetische Stärke und Flexibilität; andererseits wird mehr energetische Bewegung oft Veränderungen in der Charakterstruktur anregen.

Das Steuern der Energie

1 Namgyal Rinpoche, *Body, Speech and Mind,* S. 112.

2 Hat jemals irgend jemand gefragt, was bei Männern geschieht, wenn sie die Kegelschen Übungen machen?

3 Gerda Alexander, Lehrseminar, Berkeley, März 1984.

4 Diese Einstellung zur Absicht entspricht der Lehre des Anatomen David Gorman.

5 Siehe in Anhang B eine ausführliche Beschreibung dieser Entwicklung.

Vereinigung und Trennung

1 Ich möchte betonen, daß die Erfahrung des Lebens, auf die wir solche Entscheidungen stützen, nicht das ganze Leben ist; wir neigen nur dazu, uns so zu verhalten, als ob es so sei.

2 «Herzzerbrechen» ist ein «technischer» Begriff, der sich auf die

Qual bezieht, die auftritt, wenn das Verlangen nach Vereinigung durchkreuzt wird.

3 Üblicherweise ist das nicht so schwierig. Dennoch war es einmal nötig, daß ein Paar hinaus auf den Gehsteig ging und sich zwanzig Meter voneinander entfernte, um sich abgegrenzt zu fühlen.

Die energetische Umarmung

1 Diese Übung lernte ich bei Richard Mullens kennen, einem Trainer der Bioenergetic Society of Northern California.

2 Diese Übung ist eine Variante einer Übung, die ich von Gerda Alexander lernte, der Begründerin der Eutonie, einer sehr subtilen Art der Körperwahrnehmung. Zu ihrer Version gehört der Kontakt mittels eines etwa dreißig bis fünfunddreißig Zentimeter langen Bambusstabs. Das erfordert, daß der Energiefluß über eine größere Entfernung hinweg wahrgenommen wird. Versuchen Sie es.

Kontrolle und Preisgabe

1 Diese Formulierung gehört zu meinem bevorzugten Jargon.

2 Mein Dank gilt Walt Watman, dem bioenergetischen Analytiker, der mich daran erinnerte, dies zu erwähnen.

Der/die Innere Geliebte

1 Diese Lade-Sequenz lernte ich erstmals bei Michael Conant kennen, dem führenden Trainer der Bioenergetic Society of Northern California; er hatte sie von jemandem in Oregon gelernt.

2 Nathan Schwartz-Salant: «Archetypal Factors Underlying Sexual Acting Out in the Transference/Countertransference Process», in *Chiron,* 1984, S. 1–130.

3 Tilopa, *Song of Mahamudra,* wie zitiert in *Only One Sky* von B. S. Rajneesh, S. 5.

Bewegung, Atmung und Stimme

1 Mein Dank geht nicht nur an George, sondern auch an Bob und Mary Goulding, die Initiatoren dieser effektiven Kombination aus Gestalttherapie und Transaktionsanalyse.

2 Der Ausdruck „to rest down“(zur Ruhe kommen) wurde im Englischen von einem meiner tibetanischen Lehrer, Vairocana Tulku Rinpoche, geprägt.

3 Wenn Sie sich an irgendeinem Tag wie zerstört fühlen, nehmen Sie wahr, dass dieses Gefühl, wenn auch unausstehlich, tatsächlich ein sehr lebendiges Gefühl ist. In diesem Fall lassen Sie das W*ie* Sie sind (in diesem Fall vernichtet) beiseite und gehen Sie direkt dazu über, *dass* Sie sind (das bleibt wahr, auch wenn es im Moment schmerzlich ist).

4 Kurz zu den Nickerchen: Wenn wir einer Herausforderung begegnen – und etwas Neues zu lernen, ist immer eine Herausforderung – kommt unser ganzes körperliches Sein auf Touren, um der Herausforderung zu begegnen. O.k., schön und gut, aber wenn wir anschließend nicht loslassen können, *lernen* wir nicht wirklich aus der Herausforderung. Es bleibt für Körper und Geist Anlass für Bedrängnis. Die ausführliche Version hierzu und die wissenschaftliche Untermauerung finden Sie in Hans Seyles Arbeit über *„stress and distress“* und wie sie sich unterscheiden. Es ist unsere Gewohnheit Stress in Disstress umzuwandeln. Die Übungen in diesem Buch wirken genau dem entgegen

Reaktionen auf „*Die Erweckung des Inneren Geliebten*“

Eine Fülle von praktischen Übungen, ein Kleinod für spirituelle Praktiker, ein Handbuch für Geist-Körper-Anhänger und ein Muss für alle, die einfach mehr Lebendigkeit wollen.
Die Erweckung des Inneren Geliebten erforscht auf einfache, praktische und anregende Weise energetische Grenzen. Das Üben funktioniert; ich habe dadurch mich selbst und andere entdeckt. Meine Haltung und meine Erwartungen in allen meinen persönlichen Beziehungen haben sich verändert.
Karen Bell, Direktorin, Somatics, Australien

Die Leichtigkeit, mit der in der *Erweckung des Inneren Geliebten* das geschriebene Wort in die Anleitung der einfachen und extrem wirksamen Übungen übergeht, macht dieses Buch zu einem wirklichen Schatz.
Kerrie Tooth

Julie Henderson, mit ihrem herrlich funkelnden Humor und ihrer Verspieltheit, sagt uns deutlich, dass es gar nicht so ernst und schwer sein muss, mit uns selbst Freundschaft zu schließen und vollständiger zu werden. Eine köstlich subversive Landkarte für alle, die sich selbst und andere auf den Weg zur Selbstbefreiung helfen wollen.
Llewellyn Wishart, Melbourne

In meiner bisherigen Erfahrung war persönliche Entwicklung immer harte Arbeit. Julie hat mir in leichter und –ich wage zu sagen- müheloser Weise gezeigt, dass Wohlbefinden ein normaler Zustand werden kann - egal wie sehr ich mich dafür anstrenge.
Mark Breadner, Yogalehrer und Körpertherapeut

Diese Frau ist ein Genie.
Carlie Hindhaugh, 12 Jahre alte Workshopteilnehmerin

Danke, dass Sie mir Ihr wundervolles, einfach zu lesendes und äußerst hilfreiches Spaß-Buch geschickt haben. Was für ein großartiges Buch!
Ich genieße Ihren Kurs sehr und plane an dem Ein-Jahres-Training, das Sie anbieten, teilzunehmen.
Daniel Süsstrunk, München, Deutschland

In den vier Jahren meiner Ausbildung als Therapeut habe ich viel gelernt, aber die wertvollste praktische und grundlegende Arbeit war die mit Julie Henderson.
Vas Alvanos, Sydney, Australien

Für mich war es ein Segen, dass ich anderthalb Jahre mit Julie Henderson persönlich arbeiten durfte. Während dieser Zeit habe ich immer wieder in *Die Erweckung des Inneren Geliebten* geschaut und die erste Übung ausprobiert. Nach Monaten sporadischen Übens konnte ich spüren, wie sehr ich die Energie in meinem Becken zusammenpresste, wenn ich „sexuell“ war. „Fühl dich im größtmöglichen Raum berührt“, sagte Julie. Nur dadurch, dass ich die Kompression fühlen konnte, war ich in der Lage diese Angewohnheit zu ändern.
Rabia Mead, San Francisco, California

Julies Übungen und Belehrungen haben mir Reichtum und Befriedigung beschert, was ich vorher nicht glaubte verdient zu haben. Der Reichtum ist jetzt in meinen Beziehungen, in der Arbeit und im Familienleben und hat diesen Bereichen mehr Tiefe gegeben. Das Beste ist aber, dass ich mich besser fühle und mehr genieße.

Peter Tooth, Geschäftsmann, Therapeut und Yogalehrer

Ich fing an mit Julie Henderson zu arbeiten, als ich zur Hochschule ging - auf Empfehlung eines buddhistischen Gelehrten. Ich las *Die Erweckung des Inneren Geliebten* und machte Julie ausfindig. Sie steht heute auf der sehr kurzen Liste derjenigen, die ich wirklich respektiere.
Ihre Arbeit war sozusagen die praktische Umsetzung des buddhistischen Unterrichtes, den ich zu der Zeit nahm. Sie würde sagen: „Nichts steht still, fühle das Pulsieren.“ Oder „Leere? Ich stehe eine Meile von diesem Wort entfernt; ich bevorzuge stattdessen ‚Offenheit‘. Fühle es.“ Und dann, irgendwie, würde sie eine Erfahrung induzieren, die dann zeigt, dass die Welt weder beengt noch überfüllt ist, sondern offen und voll von Möglichkeiten.
Sie ist so fähig, unter anderem wegen ihrer ungewöhnlich umfangreichen Bildung. Sie ist mit allem vertraut, vom Theater bis zur Quantenphysik. Sie protzt nicht mit ihrem Wissen, aber sie hat es. Sie hat intellektuelle und praktische Tiefe. Dank Julie überlebe ich mein stressiges Leben. Mein Körper fühlt sich, seit ich sie getroffen habe, doppelt so erwacht und auch glücklicher. Sie zeigte mir mit *Die Erweckung des Inneren Geliebten* einen Weg mit Energie zu arbeiten. Sie ist eine Zauberfrau.
Birrell Walsh, Mitherausgeber, Micro Times Magazine

Die Erweckung des Inneren Geliebten ist ein außergewöhnliches Buch, weil es uns in einfacher Sprache vermittelt, wie wir mit den subtilen vertrauten Dimensionen der alltäglichen Erfahrung umgehen können: unsere gefühlte Erfahrung von Präsenz im Raum. In der westlichen Welt haben wir keine Sprache dafür; im Erlernen der Sprache von *Die Erweckung des Inneren Geliebten* - durch eine Reihe von strukturierten Übungen - rücken uns Wahlmöglichkeiten ins Blickfeld, die uns weitgehend unbewusst waren und uns Wege zur Entspannung und Freude eröffnen.
Die Erweckung des Inneren Geliebten geht weiter als die traditionelle Buddhistische Lehre, weil es einen gleichwertigen Zugang zu der „esoterischen“ Erfahrung ermöglicht. Es artiku-

liert „energetische“ Aspekte des Körpers in Sprache und Übungen und macht sie dem uneingeweihten westlichen Publikum zugänglich. Dadurch (so wie ich es sehe, obwohl ich kein Experte bin) stellt es einen neuen Kontext bereit, der die Traditionen kritisiert, einen Kontext, in dem zum Beispiel die Erklärungen darüber, wie wir unsere Körperlichkeit erfahren, ausprobiert werden können. Ich erinnere mich, dass in einem Workshop, der von Julie geleitet wurde, zum Beispiel energetische Wege geschaffen wurden, die wesentlich von denen abweichen, die uns aus der Akupunktur bekannt sind. Gleichzeitig bietet sie ein hervorragendes Korrektiv zu der westlichen Betrachtung der Sexualität, die auf das Physische und Emotionale abzielt, ohne sensibel dafür zu sein, wie unser wirklicher Kontakt untereinander aussieht: wie wir uns „berühren“ (oder wählen es nicht zu tun) auf die subtile Weise, die uns das Gefühl gibt, ob wir „eins“ sind mit unserem Partner oder nicht.

Hier ein Beispiel dafür, wie die Arbeit, die in *Die Erweckung des Inneren Geliebten* beschrieben wird, mir konkret im Alltag hilft: Wenn ich feststelle, dass ich mich unangenehm „zusammengezogen“ fühle (zurückgezogen, in Angst vor meiner Umgebung – das kann man tun mit seinem „Gefühl“ in einem Raum präsent sein, weitgehend unabhängig davon, wie viel Raum man physisch einnimmt!), erinnere ich mich an die Lektionen aus *Die Erweckung des Inneren Geliebten* und „federe“ meine Präsenz (und rufe kleine pulsierende Bewegungen hervor); oder ziehe mich innerlich fest zusammen und lasse äußerlich los und dehne mich aus; oder ich erhöhe die „Dichte“ meines Gefühls der Präsenz, schärfe meine Sinne für die Grenzen zwischen mir und meiner Umgebung, so dass ich mich sicherer fühle; oder pulsiere sehr kräftig (zusammenziehen und ausdehnen in angenehmen Intervallen); oder dehne mich aus und fülle einen Raum mit meiner Präsenz ... In unterschiedlichen Lebenslagen ist jede, manchmal auch eine Reihe solcher Aktionen, ein Weg hin zu einer entspannteren und zentrierten Art des Seins. Neben anderen Dingen ist mir dies bei meiner Arbeit nützlich. Ich kann besser moderieren, wenn ich zum Beispiel einen multidisziplinären

Workshop über Umweltmanagementprobleme mit mehreren Parteien leite. Und ich gehe generell besser mit Angst um. Die Fähigkeit das zu tun wäre mir ohne *Die Erweckung des Inneren Geliebten* - oder etwas Ähnlichem - nicht zugänglich gewesen. (Und ich habe von keinem anderen Buch gehört, das in seiner eleganten Einfachheit auf diesem Gebiet an *Die Erweckung des Inneren Geliebten* herankommen könnte).
Greg Walkerden, Umweltmanager/ Umweltkonfliktmoderator

Liebe Julie,
dein Buch hat mein Leben verändert. Ich weiß, dass ich mich wirklich verändert haben muss, seit ich meinen Ex-Mann auf der Straße wiedergetroffen habe und er mich fragte: „Wann gibt Julie Henderson ihren nächsten Kurs? Du hast dich so positiv verändert, seit du ihr Buch gelesen hast und ihre Kurse besuchst. Ich möchte auch diese Erfahrung machen.“
Gestern hatte ich ein langes Telefongespräch mit meiner Mutter. Wir haben darüber gesprochen, was für ein außergewöhnliches Jahr dieses Jahr gewesen ist. Meine kleine Firma floriert, und die Aussichten für das nächste Jahr sind sogar noch besser. Mein Au-Pair-Mädchen hat mir gerade einen bewegenden Brief geschrieben. Nach zwei Jahren verlässt sie uns. Sie schreibt mir, wie dankbar sie mir für meine Unterstützung und mein Vertrauen ist.
Im Frühjahr habe ich meinen Traummann kennen gelernt. Wir sind zusammengezogen, und kürzlich sagte er zu mir „Ich bin so froh, dass ich dich gefunden habe – wie langweilig ist es, in der Beziehung zu einer durchschnittlichen Frau stecken zu bleiben.“
Ich weiß, dass all dies sehr viel mit dir zu tun hat. Ich bin aus einem Raum voll Unruhe und Sorge in einen Raum gewechselt, in dem alles möglich ist. Du hast mir diesen Raum gezeigt und mich hinein geführt. Dir gilt mein Dank, Julie.
Dr. Agnes Kunkel

Über die Autorin

Dr. Julie Henderson wurde 1941 in Dallas, Texas (USA), geboren. Beide Seiten ihrer Familie haben seit mehreren Generationen eine gelungene Mischung aus Künstlern und Wissenschaftlern hervorgebracht. Ihr Vater war Schauspieler und Ingenieur, ihre Mutter Schauspielerin, Professorin und Körperpsychotherapeutin. Julie sagt scherzhaft, sie habe das Gefühl, keine andere Wahl gehabt zu haben, als einen Lebensweg zu finden, der „gnosis und scientia", direktes Wissen und Analyse, Kunst und Wissenschaft verbindet.

Als frühen Einfluss nennt sie das völlige Vertrauen ihrer Eltern in ihre Fähigkeit, alles zu lernen, wofür sie sich interessierte – inklusive Chemie, Reiten, Bauchtanz und Kochen.
Während ihrer College-Zeit war sie unersättlich im Erforschen sowohl einer ganzen Reihe von naturwissenschaftlichen Fächern als auch Theater, Sprachen und verschiedenen Psychotherapien. Schließlich landete Sie mit ihrem Interesse beim Glücklichsein. Im Westen war ihr einflussreichster Lehrer auf diesem Gebiet Milton H. Erickson, M.D. (indirekte Kommunikation und veränderte Bewusstseinszustände), George Thomson, Ph.D. („redecision therapy" und die wirkliche Möglichkeit zur Veränderung), Richard Bell (Netzwerkarbeit und laterale Verschiebungen) und Tony Richardson, M.D. (medizinische *somatics*).

Seit 1975 ist der Einfluss ihrer tibetanischen Lehrer alles durchdringend, wenn auch häufig nicht offensichtlich oder sogar scheinbar unsichtbar. Sie erhielt ihre Unterweisungen in Form persönlicher Belehrungen, durch Übertragung und *nyongtri* (Lernen durch der Situation angemessene Provokation).

Diese Belehrungen haben die Bedeutung von allem anderen, was sie gelernt hat, transformiert. Ihre wichtigsten „Wurzel"-Lehrer sind Kundun Gyalwang Drukpa, der Vairotsana Tulku, Chagdud Tulku und Gyalsay Tulku. Ihre Übertragungslinie ist Ka-Nying.

Sie nennt das, was sie selber lehrt, *Zapchen* – ein mehrdeutiges tibetanisches Wort, das auch die positive Wirkung von überraschendem Verhalten einkalkuliert. Ihre Arbeit beinhaltet Bewusstseinstraining, Energiearbeit, Körperarbeit und Geschichtenerzählen, so wie Erickson und ihre tibetanischen Lehrer das auch tun. Ihre Form des Lehrens ist indirekt und nicht offensichtlich.
In der direkten Bewegung hin zum primären Wohlbefinden, das Klarheit und Mitgefühl beinhaltet, lassen sich alle Themen ihrer Belehrungen zusammenfassen.

Julie warnt davor, das zu beurteilen, was sie tut, bevor Sie eine persönliche Erfahrung damit gemacht haben.

Sie lebt auf dem Lande in der Nähe von Napa, Kalifornien, in Gesellschaft eines großen gelben Hundes und dreier Katzen.
Wenn Sie Ihre Meinung und Erfahrungen mitteilen möchten, können Sie an **julie@zapchen.com** schreiben.

Kommentierte Bibliographie

Alexander, Gerda: *Eutoni.* Kösel, München 1981.

Dies ist ein Einführung in die profunde Arbeit, die Gerda Alexander im Laufe von 55 Jahren entwickelt hat. Es handelt sich dabei nicht nur um eine Heil- und Behandlungsmethode, sondern sie ist zugleich eine westliche Art von Meditation über das Sein mittels des Körpers. Die Betonung liegt auf der Wahrnehmung von Körperräumen auf der Ebene von körpereigenen Reize, auf der Bewegung der Energie (mittels Absicht und Ausrichtung der Aufmerksamkeit), auf der Entwicklung von Kontaktbereitschaft und Präsenz und auf der willentlichen Modifikation des körperlichen Tonus.

Andersen, Marianne S., und Savary, Louis M. *A Guide for Pilgrims of the Mind.* New York, Harper and Row. 1972.

Geführte zeitgemäße Übungen mit besonderen Zielen und Absichten zur Bewusstseinsveränderung.

Barker, Elsworth F., M. D. Man in the Trap: *The Causes of Blocked Sexual Energy.* New York, Macmillan, 1967.

Eine Erörterung von Charakterstrukturen in einem lebendigen psychoanalytischen Jargon. Ob es hilfreich ist oder eher zum Lachen, hängt davon ab, welche Sprache Sie sprechen.

Barker, Clive. *Theatre Games*. London: Methuen, 1977. Körperliche, soziale und emotionale Spiele, die die Schauspieler kraftvoller, ausdrucksvoller und flexibler machen – natürlich auch andere Interessierte.

Benjamin, Benjamin E. *Are You Tense? The Benjamin Systems of Muscular Therapy*. New York: Pantheon, 1978.
Ein System der Tiefenmassage und muskulären Therapie, wie der Titel sagt. Wenn Sie daran interessiert sind, beschäftigen Sie sich mit vier oder fünf unterschiedlichen Systemen. Dann entwickeln Sie ein eigenes, das zu Ihnen passt. Dieses System beinhaltet auch einen „Spannungstest", um sich selbst zu untersuchen.

Bertherat, Thérèse und Bernstein, Carol
The Body Has Ist Reasons: Anti-exercises and Self-awarenes. New York: Avon, 1979.
Wie Alexander und Gorman hat auch Bertherat entdeckt, dass sowohl im Üben als auch im Bewegen gilt: Weniger ist mehr.

Briggs, John P., Ph. D. and Peat, F. David, Ph. D., *Looking Glass Universe: The Emerging Science of Wholeness*. Simon and Schuster, New York: 1984.
Dieses Buch kam erst heraus, nachdem ich *The Lover Within* geschrieben hatte. Aber ich nehme es trotzdem in die Bibliographie auf, da es eine erstklassige Einführung in die Denkweise von Bohm, Pribram, Prigogine & Sheldrake ist. Eine aufregende intellektuelle Schlittenfahrt in die „neue" Wissenschaft.

Bubba Free John. *Love of the Two-Armed Form: The Free and Regenerative Function of Sexuality in Ordinary Life, and the Transcendance of Sexuality in the Religious or Spiritual Practice.* Middletown, California: Dawn Horse Press, 1978.
Dies ist ein sehr fortgeschrittener Text. Robyn Speyer zeigte ihn mir, nachdem ich schon *The Lover Within* geschrieben hatte. Bevor Sie damit anfangen, schlage ich vor, dass Sie warten, bis Sie eine Erfahrung mit dem gemacht haben, was Bubba Free John „Der glückselige Fluss der Lebensenergie" nennt. Sie müssen auch bereit sein mit einem wirklich

speziellen Vokabular umzugehen, in dem die Abweichungen vom normalen Gebrauch nicht immer offensichtlich sind. Nichtsdestotrotz ist es gut dieses Buch zu haben, wenn sie den höchsten Apfel am Baum pflücken möchten.

Capra, Fritjov: *Das Tao der Physik*, Barth/Scherz, Bern 1984.
Eine Verbindung von östlicher und westlicher Sicht der Wirklichkeit in der Quantenphysik.

Castaneda, Carlos: *Die Lehren des Don Juan – Ein Yaqui-Weg des Wissens,* Fischer, Frankfurt 1973.

Chekhov, Michael. *To the Actor on the Techniques of Acting.* New York: Harper and Row, 1953.
Eine brillante Arbeit mit sehr einfachen effektiven Übungen, die Körperhaltungen nutzen, um Emotion und Energieverteilung zu beeinflussen

Douglas, Nik unds Slinger, Penny. *Sexual Secrets.* New York: Destiny Books, 1979.
Enzyklopädisches kaffeeklatschartiges Buch über Tantra. Viele Bilder.

Dowman, Keith, trans. *„Sky Dancer: The Secret Life and Songs of the Lady Yeshe Tsogyel.* London: Routledge and Kegan Paul. 1984.
Dies ist eine alternative Übersetzung des gleichen Textes wie *Mother of Knowledge*. Das Buch beinhaltet gelernte Essays.

Dowman, Keith, trans. *Der Heilige Narr,* Das *liederliche Leben und die lästerlichen Gesänge des tantrischen Meisters Drugpa Künleg. Die „geheime Biographie" eines großen Heiligen vom Dach der Welt,* Barth/Scherz, Bern 1982.
Ein „geheimes" Leben aus der Vajrayana-Tradition; hier ist Sexualität als ein Teil des Pfades zur Erleuchtung miteinbezogen. Es wird nicht erklärt, wie das vor sich geht; das ist Drugpa Künleg überlassen. Wir sollten als das Glück haben, ihm einmal zu begegnen.

Downing, George. *The Massage Book.* New York: Random House, 1972.
Einführung in die Esalen-Massage von einem der Erfinder.

Erickson, Milton u. Rossi, Ernest *L.*: *Gesammelte Schriften, 6 Bde.* Heidelberg: Carl-Auer, 1995.

Am besten liest man Ericksons Ausführungen erst einmal von vorn bis hinten durch und versucht, die „allzu vielen“ Informationen zu sammeln, bis das Gehirn dampft, und dann sollte man es ohne diesen Versuch noch einmal lesen. Ist es wichtiger zu wissen – oder zu wissen, dass Sie wissen? Der ältere Erickson vermittelt nie *nur* das, was er zu vermitteln scheint. Verstellen Sie ihm so wenig wie möglich den Weg und lassen Sie sich von ihm belehren.

Erickson, Milton H., Rossi, Ernest L. *Hypnotherapie. Aufbau, Beispiele, Forschungen.* Stuttgart: Klett-Cotta, 2004

Es ist eine weitere Einführung in die Möglichkeit der Bewusstseinsveränderung um zu heilen. Wie Sie es verstehen, hängt mehr oder weniger davon ab, in welchem Bewusstseinszustand Sie sich befinden, während sie es lesen.

Erickson, Milton H., Rossi, Ernest L., und Rossi, Sheila I. *Hypnose Induktion – Psychotherapeutische Anwendung – Beispiele,* Pfeiffer, München 1991.

Ericksons Lehrinduktion durch selber tun. Seine Bemerkungen über sich selbst sind liebenswert und häufig voll versteckten Humors.

Feldenkrais, Moshe: *Bewusstheit durch Bewegung,* Suhrkamp, Frankfurt 1978.

Übungen, um zu lernen, wie man den Körper zum Körper sprechen lässt und wie man ihn sich selbst neu erziehen lässt.

Gendlin, Eugene T., Ph. D. *Focusing. Technik der Selbsthilfe bei der Lösung persönlicher Probleme.* Rowohlt, Reinbek 1998.

Ein ganzes Buch, das sich mit der Wahrnehmung von propriozeptiven Effekten der Kommunikation zwischen Körper und Geist beschäftigt.

Geba, Dr. Bruno Hans. *Das Atembuch.* Bodymind, Berlin 1979.

Es kombiniert tiefe Atmung und Autosuggestion, um Energiefluss und Geisteszustand zu beeinflussen.

Gorman, David. *The Body Moveable. Blueprints of the Human Musculoskeletal System: Its Structure, Mechanics, Locomotor*

and Postural Funtions, Vols I-III. Vancover, B.C.: Kromonium Productions, 1981.
Das ist mein Lieblingsanatomiebuch. Gorman hat großen Humor und Zuverlässigkeit und noch größere Einsicht in die Notwendigkeit von Absicht, Einverständnis und Freiheit für die Bewegung.

Guenther, Herbert V. *Tibetan Buddhism in Western Perspektive.* Emeryville, California: Dharma Publishing, 1977.
Dies ist ein wissenschaftliches Buch. Niemand kann es besser als Guenther, aber Sie müssen es wirklich lesen wollen .

Gunther, Bernhard. *Energy Ecstasy and Your Seven Vital Chakras.(2nd ed.)* Los Angeles: The Guild of Tutors Press, 1979.
Visualisation, Atmung und Stimme, um Energie zu bewegen, und als Grundlage für die Meditation.

Gunther, Bernhard. *Sens Relaxation: Below Your Mind.* New York: Collier Books, 1968.
Eine klassische Einführung in das Beleben des Körpers und durch den Körper. Übungen und Hinweise zum Berühren.

Gyatso, Geshe Kelsang. *Das klare Licht der Glückseligkeit.* Tharpa. Zürich 2004.
Eine der am meisten fortgeschrittenen Lehren des spirituellen Tantra. Wenn du überzeugt bist, dass du weißt, was wirklich ist, probier dies. Es ist schön zu entdecken, dass von den drei Kategorien von Wesen, die in der Lage sind, Erleuchtung zu erlangen, die Menschen die besten Chancen haben. Eine sehr fortgeschrittene Praxis aus einer Sicht der Welt, in der energetische Realitäten vielleicht mehr enthalten sind als irgendwo anders.

Hanna, Thomas. *Beweglich sein, ein Leben lang.* Kösel, München 2003.
Eine Einführung in das „Soma" – der Körper lebendig und beweglich in Raum und Zeit. Tom Hanna wurde von Feldenkrais ausgebildet und entwickelte sich, so denke ich, über seinen Lehrer hinaus.

Heckler, Richard Strozzi. *The Anatomy of Change: East/West Approaches to Body/Mind Therapy.* Boulder, Colorado: Shambhala. 1984.

Heckler, Richard Kent. *Von der Weisheit des Körpers lernen.* Ansata, Interlaken 1987.
Ein interessantes, sensibles Buch über Körper- und Gefühlsarbeit. Heckler ist Mitbegründer der Lomi-Schule und leitet ein Aikido-Dojo.

Hessel, Sidi. *The Articulate Body.* New York, St. Martin's Press, 1978.
Spezifische Übungen, um Gelenke zu lösen und neu auszurichten. Da viele Unterbrechungen des Energieflusses in den Gelenken auftreten, können diese Übungen sehr hilfreich sein, falls Sie ein spezifisches Gelenk im Kopf haben.

Houston, F. M., D.C. *The Healing Benefits of Acupressure.* New Canaan, Connecticut: Keats Publishing, 1974.
Eine sehr klare visuelle Präsentation der Lokalisation der Druckpunkte, und einige Bemerkungen darüber, was sie beeinflussen. Das Wissen um diese Punkte kann die Effektivität Ihrer Berührung erhöhen. Ich empfehle, es an sich selbst auszuprobieren, um zu sehen, ob Sie den Beobachtungen dieses Autors (oder anderer) über die Wirkung des Druckes auf diese Punkte zustimmen.

Houston, Jean: *Mögliche Menschen,* Sphinx, Basel 1984.
Eine Erweiterung ihres früheren Werkes (mit Robert Masters), das Geist und Körper erforscht. Die Betonung liegt hier auf der Integration und Ausdehnung von Fähigkeiten.

Hover, Robert Harry: *How to Direct the Life Force to Dispel Mild Aches and Pains.* La Mirada, California: The Hover Company, 1979
Eine ganz praktische und pragmatische Annäherung an das Thema. Hover beschäftigt sich mit innerer Vision und energetischen Konstrukten, die mit Unwohlsein und Krankheit zusammenhängen: wie man sie verstehen und wie man sie beseitigen kann. Die Technik kommt aus der langen Erfahrung des Autors mit Vipassana Meditation.

Ichazo, Oscar. *Arica Psychocalisthenics.* New York: Simon and Schuster, 1976.

Ichazo's Basissystem der Bewegungsmeditation für psychophysische Integration, Veränderung der Stimmung usw.

Jung, C.G.: *Mysterium Coniunctionis,* Gesamtwerk, Bd. 14, Walter, Olten 1972.

Dieses monumentale Werk, das oft als monumental obskur betrachtet wird, erscheint bei weitem sinnvoller, wenn man es aus der Perspektive der energetischen Bewegung zur Vereinigung hin – intrapersonal, interpersonal und transpersonal – sieht.

Kaplan, Helen Singer: *Sexualtherapie,* Enke, Stuttgart 1983.

Eine sehr dichte und kompetente Darstellung der medizinischen/behavioristischen Einstellung, zur Sexualität und Sexualtherapie. (Es war die Schwäche dieser Einstellung nämlich mich mit meinen eigenen Frustrationen zu identifizieren oder ihnen freien Lauf zu lassen, die mich schließlich zu einem Vokabular führte, das allem, was ich fühlte und wünschte, einen Sinn gab.) Ich empfehle dieses Buch, obwohl es (meiner Ansicht nach) an einem Mangel an Konzepten wie etwa *Ladung* leidet.

Kaplan, Helen Singer, M.D., Ph.D. *The New Sex Therapy, Vol.II: Disorder of Sexual Desire and Other New Conceptsand Techniques in Sex Therapy.* New York: Brunner/Mazel,1979.

Die erste Diskussion, die ich kenne, über das Begehren als Focus in der Sexual-Therapie. „Von einigen Ausnahmen abgesehen haben einige ISD-Patienten (unterdrücktes sexuales Begehren – Inliebited Sexual Desire) eine relativ schlechte Prognose mit dem derzeit angewandten Behandlungsmethoden." Energetische und bioenergetische Zugänge sind natürlich außerhalb ihrer Sichtweise und sind nicht berücksichtigt.

Keleman, Stanley: *In Defense of Heterosexuality.* Berkeley, California: Center Press. 1979.

Keleman und Boadella sind heute die aufregendsten Theoretiker, die ich kenne, über die Beziehung zwischen Erfahrung, Entwicklung und somatischen Strukturen.

Keleman, Stanley: *Dein Körper formt dein Selbst.* Kösel, München 1980.

Keleman, Stanley. *The Human Ground: Sexuality, Self and Survival.(Revised and expanded ed.)* Palo Alto, California: Science and Behavior Books, 1975.

Keleman, Stanley. *Verkörperte Gefühle.* Kösel, München 1992

Kent, Daron. *The Puzzled Body. A New Approach to the Unconscious.* Londen: Vision Press, 1969.

Ein sehr interessantes Buch von einem (mainstream) Psychotherapeuten, der festgestellt hat, dass während psychischen Veränderungen und des Wachstums auch körperliche Veränderungen stattfinden (war zuerst das Huhn oder das Ei?).

Khanna, Madhu. *Yantra-Buch. Das Tantra-Symbol der kosmichen Einheit.*Kamphausen, Bielefeld 1980.

Ein mit Illustrationen geschmücktes Buch; es zeigt Bilder aus der tantrischen Tradition, die durch Erforschung der Vereinigung mit dem Leben entstanden sind.

Krieger, Dolores, Ph. D., R. N. *Therapeutic Touch. Die Heilkraft unserer Hände.* Bauer, Freiburg 1995.

Eine feinfühlige Einführung in die Wahrnehmung und Lenkung heilender Energie. Hilfreiche Anekdoten und Übungen.

Kurtz, Ron u. Prestera, Hektor: *Botschaften des Körpers,* Kösel, München 1979.

Gute Einführung in das Lesen der strukturellen Sprache des Körpers. Viele Bilder und Schattenrisse, die helfen, die im Körper ausgedrückte Erfahrung zu sehen.

Leboyer, Frederick: *Sanfte Hände,* Kösel, München 1979.

Phantastische Bilder von einem großartigen Prinzip in Aktion: Liebevolles Berühren erdet uns auf liebevolle Weise im Fleisch. Ein lebenslängliches Geschenk für jedes Baby – oder heilende Berührung für jeden, der sich klein fühlt.

Leonard, George. *The End of Sex: Erotic Love After the Sexuxual Revolution. Los Angeles: J.P. Tarcher, 1983.*
Eine allgemeinverständliche Sicht darauf, wie sich die Trennung des Sex von Leben und Intimität auf den Menschen auswirkt. Es ruft auf zu erneuter Wertschätzung der Erotik.

LeShan, Lawrence: *Meditation als Lebenshilfe*, Müller, Zürich 1977.

LeShan, Lawrence. *Alternate Realities.* New York: Balantine Books, 1977.

LeShan, Lawrence. *The Medium, The Mystic, and the Physicist.* New York: Viking Press, 1974

Le Shan, Lawrence , and Margenau, Henry. *Einstein's Space and Van Gogh's Sky: Physical Reality and Bayond.* New York: Macmillan, 1982.
Eine Erweiterung des früheren Buches über sich verändernde Realitäten - in Zusammenarbeit mit den Physikern, die die Katalysatoren waren.

Lowen, Alexander: *Verrat am Körper,* Scherz, Bern 1980.
- *Bioenergetik,* Rowohlt, Reinbek 1980.

Die ausführliche Einzeldarstellung von Lowens System der charakterlichen Entwicklungsstrukturen, die in der Körperstruktur offenbar werden.
- *Depression,* Kösel, München 1987.
- *Angst vor dem Leben,* Kösel, München 1981.

Lowen über ödipale Konflikte und unsere allgemeine Verweigerung dem Leben gegenüber – über die Risiken des Lebendigseins.
- *Körperausdruck und Persönlichkeit,* Kösel, München 1981.

Früher Lowen. Er hat so viel, so regelmäßig und mit so viel Einfluss in seinem Bereich geschrieben – tatsächlich hat er eine ganze therapeutische Richtung kreiert , dass es schwierig ist, alles zu nennen. Er ist einer der wichtigsten Theoretiker nach Reich.
- *Liebe und Orgasmus,* Goldmann, München 1984.

Ich empfinde Lowens Begrenzungen – und wir alle haben solche – in diesem Buch als besonders störend, teils wegen seiner Betonung des Pathologischen, teils wegen seiner Vorlieben, die den meinen widersprechen.

- *Narzissmus,* Kösel, München 1984.

Das Image steht in Opposition zur Selbsterfahrung und produziert Unwirklichkeit und Schrecken. Ich halte dieses Buch für verschwommen, was den allgemeinen Kontext der Charakterstruktur betrifft, aber andere mögen es.

- *Lust,* Goldmann, München 1984.

Lowen, Alexander, M. D., und Lowen, Leslie. *The Way to Vibrant Health: A Manual of Bioenergetic Exercises.*New York: Harper Colophon, 1977.

Ganz, was es sagt: Eine Sammlung der meist verbreiteten bioenergetischen Übungen zur Bewegung und Verteilung der Energie. Sie sind sehr wirkungsvoll gegen viele „Energieblockaden" in der willkürlichen Muskulatur. Für leichtere Unterbrechungen des Energieflusses fand ich die Übungen aus dem Kum Nye von Tarthang Tulku besser.

Mahler, Margaret S. u. Rhine, Fred u. Bergmann, Anni: *Die psychische Geburt des Menschen.* Fischer, Frankfurt 1984

Als Ergebnis von zwanzig Jahren Beobachtung und Forschung an normalen Kindern beschreibt dieses Buch den Prozess, durch den kleine Kinder lernen Grenzen aufzubauen und sich abzutrennen.

Masters, Robert, Ph.D. und Houston, Jean Ph. D. *Listening to the Body: The Psychophysical Way to Health and Awareness.* New York: Dell, 1978.

Masters und Houston machen sich auf den Weg, um den Körper in das Bewusstsein zu integrieren – überwiegend durch Feldenkraisarbeit.

Masters, Robert, Ph. D. und Houston, Jean Ph. D. *Mind Games : The Guide to Inner Space.* New York: Dell, 1972.

Ein klassisches Lernprogramm mit Übungen zur Veränderung des Bewusstseins.

Miller, Roberta De Long. *Psychisc Massage.* New York: Harper and Row, 1975

Es bezieht den Energiekörper ins Berühren und Berührtwerden ein. Einige gute Hinweise, um den Umfang unserer Wahrnehmung für Berührung zu erweitern.

Mishkin, Julie Russo, und Schill, Marta. *The Compleat Belly Dancer.* Garden City, New York: Doubleday & Company, 1973.
Eine ganze Palette an Übungen für Körperregionen, die wir normalerweise auslassen.

Montagu, Ashley: *Körperkontakt,* Klett Cotta, Stuttgart 1987.

Morris, Eric, und Hotchkis, Joan. *No Acting Please.* Burbank, California: Whitehouse/Spelling Publications, 1977.
„ Schauspielen ist die Kunst der Erschaffung authentischer Realitäten auf der Bühne." (S.1)
Übungen, um Geist, Gefühle und Körper aus dem üblichen Trott herauszuschütteln und beabsichtigte Bewegung zu ermöglichen. Morris ist ziemlich üppig, mit der Tendenz sich aufzublasen.

Namgyal Rinpoche. *Body Speech and Mind.* Ottawa, Ontario: Crystal Staff Publications, 1983.
Dies ist die beste Einführung, die ich kenne, in den tantrischen oder Vajrayana Buddhismus.
Es ist... eine sehr praktische, experimentelle Annäherung an die Veränderung der Basis unseres Seins; zusammengetragen aus Belehrungen eines kanadischen Lehrers, der von dem sechzehnten Gwalma Karmapa als tibetanische Incarnation „erkannt" wurde (welch mannigfaltige Realitäten auf einem einzigen Planeten). Englisch ist seine erste Sprache, was enorm hilfreich ist.

Nam-mKhai snying po. *Mother of Knowledge: The Enlightenment of Ye-shes mTsho-rgyal.* Tarthang Tulku, trans. Berkeley, California: Dharma Publishing, 1983.
Die Geschichte einer der größten tibetanischen spirituellen Heldinnen. Ein Teil der Geschichte hat mit mystischer sexueller Vereinigung als Lehrmethode zu tun. Aber es wird von Ihnen erwartet, dass Sie es von einem Lehrer lernen

Ostrander, Sheila u. Schroeder Lynn: *PSI,* Schern, Bern 1980.

Padget, Desmond. *Transcendental Sensuality.* New York: Lancer Books, 1973.
Trotz des verdächtigen Titels ist es eine ziemlich feinfühlige Einführung in das einfache Tantra, das als Erweiterung und Verfeinerung von Empfindung und Wahrnehmung durch alle Sinne gesehen wird. Es fokussiert Sexualität, aber die Übungen lenken auf alle sensorischen Pfade - ohne sexuelle Absicht. Keine direkten energetischen Übungen.

Pagels, Heinz R.: *Cosmic Code.* Ullstein, Frankfurt 1984.
Ein aufregendes Buch über sein Thema. Anders als *Die tanzenden Wu Li Meister* oder *Das Tao der Physik* leugnet Pagels nachdrücklich jegliche Bedeutung der Quantenphysik außerhalb der Welt der Teilchenphysik, aber zugleich (finde ich) unterminiert er beständig und unbewusst seine eigene Position. Für mich macht dies das Buch noch interessanter.

Rajneesh, Bhagwan Shree: *Buch der Geheimnisse,* Heyne München 1984.
Das ist Rajneesh Kommentar zum „Vijnana Bhairava Tantra" - 112 Methoden der Meditation (d.h. Veränderung des Bewusstseins und Bewegung der Energie), die Shiva zugeeignet werden. Tantrisch, aber nicht speziell sexuell.

Rajneesh, Bhagwan Shree. *Only One Sky: On the Tantric Way of Tilopa's Song of Mahamudra.* New York: E. P. Dutton, 1975.
Ein Kommentar zu dem klassischen tibetanischen tantrischen Gedicht. Der Kommentar selbst hat eine tantrische Orientierung, das heißt er orientiert sich an der Akzeptanz von Leben und Sein in allen seinen Aspekten.

Reich, Wilhelm: *Charakteranalyse.* Fischer, Frankfurt 1975.
Einführung in die damals revolutionäre Idee, dass der Körper den Charakter spiegelt und dass deshalb in der Psychotherapie der Körper miteinbezogen werden muss. Ein Klassiker, der heute noch aufregend ist.

- *Cosmis Superimposition: Man's Orgonotic Roots in Natur.* Orgonon, Rangeley, Maine: Wilhelm Reich Foundation, 1951.
Reichs Studie über die Spiralform und –bewegung im Menschen, in der Natur und im Kosmos. Vergleichen Sie mit

Schwenks *Sensitivem Chaos* und mit Reichs Arbeit einer späteren Periode, als er schon anfing seinen persönlichen Boden zu verlieren.

- *Die Funktion des Orgasmus.* Kieperheuer und Witsch, Köln 1969.

Ein weiterer Klassiker, der zu seiner Zeit wirklich das Wasser aufrührte. Die reflexive Natur des Orgasmus. Orgasmische Neuverteilung der Energie als „energetische Ökonomie" des Körpers. Es heißt, dass Reich sich körperlich unwohl fühlte, wenn er zwei Tage lang keinen Orgasmus hatte – was sich auf die Nachdrücklichkeit seiner Anschauung ausgewirkt haben mag.

- *Rede an den kleinen Mann,* Fischer, Frankfurt 1987.

Reich spricht privat zu sich selbst und zu uns (ursprünglich nicht zur Veröffentlichung bestimmt), wobei er versucht, seinen Ärger und seine Konflikte hinsichtlich der sozialen und persönlichen Unterdrückung aufzuarbeiten.

- *Christusmord,* Ullstein, Frankfurt 1983.

Eine Diskussion der – sozialen und persönlichen – Auswirkungen einer streitbaren Lebenshaltung: Hass auf alles, was das Leben „voll" lebt. Reich identifiziert sich mit Christus.

- *Die Entdeckung des Orgons,* Fischer, Frankfurt 1985.

Teilstücke aus allen Bereichen der Reichschen Arbeit. Ein geeigneter Ausgangspunkt für das Studium seines Werkes.

- *Die sexuelle Revolution,* Fischer, Frankfurt 1982.

Sexualität und Gesellschaft . Die Enge Beziehung zwischen sozialer und sexueller Unterdrückung.

Rosen, Sidney (ed.): *My Voice Will Go With You: The Teaching Tales of Milton H. Erickson. M.D.* W.W. Norton & Company, New York 1982.

Das verständlichste Buch über Ericksons Lehre anhand von Geschichten. Die Geschichten sind übrigens großartig.

Rosenberg, Jack Lee: *Bewegen und Erregen.* Tanner und Stachelin, Zürich 1980.

Eine bewundernswerte Einführung in bioenergetische Übungen, die Fluss und Ladung der Energie beeinflussen, vor allem hin-sichtlich der Steigerung sexueller Lust. Rosenberg spricht von Vereinigung als *Konfluenz* (Zusammenfluss); ein Kapitel befasst sich mit Spiritualität und Orgasmus. Er geht nicht darauf ein, wie man den Energiefluss direkt beeinflussen kann, obwohl natürlich alle Übungen darauf abzielen, Ladung, Fluss und Hingabe anzuregen.

Rush, Anne Kent: *Getting Clear.* Frauenoffensive, München 1987.
Eines der ersten Bücher für Frauen über ihr Recht auf ihr körperliches Sein.

Schwarz, Jack. *Human Energy Systems. New York: E. P. Dutton, 1980*
Eine weiterer Zugang zur unmittelbaren Wahrnehmung von menschlicher Energie – und was man damit anfangen kann. Schwarz ist berühmt für seine Fähigkeit zur willentlichen Kontrolle physischer und energetischer Prozesse.

Schwarz-Salant, Nathan. „Archetypal Factors Underlying Sexual Acting Out in the Transference/Countertransference Process." *Chiron*, 1984.
Ein jungianscher Zugang zu dem Thema der energetischen Vereinigung ausgehend von seinen eigenen Erfahrungen und beschrieben mit jungianischem Vokabular.

Schwenk, Theodor: *Das sensible Chaos,* Verlag freies Geistesleben, Stuttgart 1962.
Spiralen und Wellen, Wellen und Spiralen – überall, in Form und Bewegung. Ein beeindruckendes Buch, vor allem seiner Bilder wegen. Vergleiche Youngs *Reflexive Univers*, Tohei über Akido (wo Spiralen und Wellen körperlich ausgedrückt werden), und Reich über Orgone im Individuum und im Kosmos *(Cosmic Superimposition).*

Smith, David. *The East/West Exercise Book.* New York: McGraw-Hill, 1976.
Viele Übungen, die aus der Perspektive von Aufmerksamkeit und Präsenz erforscht werden können. Alle haben Auswirkungen auf die Energieverteilung und den emotionalen

„Geschmack" des Seins, ebenso auf die physische Kraft, auf Flexibilität und Tonus.

Spolin, Viola: *Improvisationstechniken für Pädagogik und Therapie.* Jungfermann, Paderborn 1983.

Ein grundlegender Text über das Kreieren von Realität durch körperliche Imagination. Spolins Methode beeinflusste einige der kreativsten und überzeugendsten Schauspieler (wie Alan Arkin, Nichols und May).

Stevens, John O.: *Die Kunst der Wahrnehmung,* Kaiser, München 1975.

Viele Gestalt-Übungen zur Wahrnehmung dessen, was in uns und um uns geschieht. Es kann als westliche Meditation ähnlich der Hinayana-buddhistischen Vipassana-Meditation aufgefasst werden.

Swami, Jyotirmayanda. *Meditate the Tantric Yoga Way.* New York: E. P. Dutton, 1973.

Stimmmeditationen und Visualisationen, die die Hauptchakren (Energiezentren) des Körpers einbeziehen. Ein nichtsexueller indischer Zugang, der dennoch beabsichtigt, *shakti* (die primäre Energie des Seins, die als weiblich betrachtet wird) zu erwecken und sich mit ihr zu vereinigen.

Tarthang, Tulku: *Selbstheilung durch Entspannung.* Scherz, Bern 1983.

Weit und breit die wirkungsvollsten und stärksten Übungen (soweit mir bekannt) zur Balance und Integration, Stimulation und Transformation von Energien. Diese Übungen wurden von Tarthang Tulku im Laufe von Jahren entwickelt, in denen er mit westlichen Dharma-Schülern arbeitete. Sie basieren auf Tantra und tibetischer Medizin. Ich verwende sie ständig selbst und in der Arbeit mit anderen. Im allgemeinen empfehle ich Anfängern, die Übungen durch expressive Laute zu ergänzen, und dann erst nach und nach zur Stille überzugehen.

Thie, John F.: *Gesund durch Berühren.* Sphinx, Basel 1983.

Dies ist eine praktische Einführung in angewandte Kinesiologie und Akupressur als eine Behandlungsform für körperliche und geistige Störungen. Ich betrachte es als einen guten

Weg, um die Intelligenz des Körpers und seine Bereitschaft zu sinnvoller Kommunikation zu erforschen – z.B. durch den Muskel-Test. Man kann den Muskel-Test auch „hypnotisch" anwenden (ohne offensichtliche Veränderungen des Bewusstseins), um direkt mit dem unbewussten Geist zu kommunizieren.

Thirleby, Ashley: *Das Tantra der Liebe.* Scherz, Bern 1980.
Ein suspekter Titel eines sehr brauchbaren Buches. Visualisation, Klang Konzentration in Übungen zur Steigerung der Energieebene. Die erhöhte Ladung kann für sexuelle Lust verwendet werden. Aber Thirleby ist ebenso sehr daran interessiert , sexuelle Energie zu sammeln und sie für andere Ziele zu kanalisieren. Er geht jedoch von der falschen Voraussetzung aus, die meisten Leute wüssten, wie sie sich selbst aufladen können – sexuell oder anders.

Toben, Bob: *Raum-Zeit und erweitertes Bewusstsein.* Synthesis, Essen 1980.
Ein angenehmer Weg, um Voreingenommenheiten darüber aufzulösen, wie die Dinge sind und seien können.

Tobei, Koichi: *Das Ki-Buch.* Kristkreitz, Berlin 1981.
Eines der wenigen Bücher über einen Kampfsport (Aikido), das dem uninformierten Leser eine brauchbare Hilfe bietet. Es ist jedoch besser, es mit der Ki-Praxis in Aikido, T'ai Chi oder einem anderen Kampfsport mit der Betonung auf der Energie in Bewegung zu versuchen.

Watzlawick, Paul: *Wie wirklich ist die Wirklichkeit?* Piper, München 1976.
Absolut großartig. Spielerisch, verständlich, zugängig.
\- *Menschliche Kommunikation.* Huber, Bern 1972.
Eine klare, brillante Abhandlung, wie die Sprache Sinn erzeugt und wie wir die gewohnheitsmäßigen Realitäten verändern können, die wir in Metaphern festhalten.

Wilbur, Ken. *No Boundary: Eastern and Western Approaches to Personal Growth.* Boulder, Colorado: Shambhala, 1981.
Wilbur ist der profilierteste der derzeitigen Theoretiker der transpersonalen Psychologie.

Seine Diskussion über die Relativität von Grenzen ist hier sehr hilfreich.

Wilson, Robert Anton: *Der neue Prometheus.* Sphinx, Basel 1985.

Wilson bewegt sich in einer sehr produktiven und „Ericksonschen" Weise auf der Linie zwischen spekulativer Fiktion und vielschichtigem Denken und vertreibt die Voreingenommenheiten dem gegenüber, was ist und was wir erfahren. Übungen zur Veränderung Ihrer Realität.

Windels, Jenny: *Eutonie mit Kindern.* Kösel, München 1984.

Dieses bezaubernde Buch einer der führenden Schülerinnen von Gerda Alexander ist voller Übungen, die die Bewusstheit im Körper und die Integration von „Selbst" und „Körper" fördern. Viele davon entwickeln Präsenz und Kontaktbereitschaft. Abhandlung über ihre Anwendung bei Kindern.

Young, Arthur M.: *Kreativer Kosmos,* Kösel, München 1987.

Zeig, Jeffrey K., Ph. D. ,ed. *A Teaching Seminar with Milton H. Erickson, M.D.* New York: Bruner/Mazel, 1980.

Einc ganze Menge von Erickson – direkt transkribiert. Wenn Sie wissen, wie Erickson klingt (Tonbänder sind verfügbar) können Sie Ihren Bewusstseinszustand so verändern, dass Sie direkt das Script hören können während Sie lesen.

Zukav, Gary: *Die tanzenden Wu Li Meister,* Rowohlt, Reinbek 1985.

Die Geschichte der Ursprünge und Entwicklung des radikalen Wandels in unserem Verständnis dessen, wie die Dinge sind.

Autorenkommentare

Endlich. Eine Befreiung vom „Sex, wie er sein sollte“. Julie Hendersons vergnügliche Vorschläge berühren gerade den schmerzhaften Punkt, den Ort von gut bewachten Gewohnheiten, wo Beziehungen welken und die Energie sich zusammenzieht. Ihr Stil ist eine Erlösung: einladend, unkonventionell, zuversichtlich und subtil ekstatisch. Ihre Übungen sind energetische Ausflüge anstelle von technischer Meisterschaft. Gerade deshalb fühlt sich ihre Arbeit sehr weiblich an. Das Ziel ist Bewusstheit. Die direkte Auswirkung ist mehr Ladung. Die Autorin ermutigt uns alte und nutzlos gewordene Grenzen in und zwischen uns aufzulösen. Als ich es zum ersten mal gelesen habe, hatte ich das Gefühl, dass Julie Hendersons Buch – ich wage es zu sagen – die Welt auf den Kopf stellen wird.

Nor Hall
Autorin von *The Moon and The Virgin* und von *Those Women*

Hendersons revolutionäre Pionierarbeit über Emotionen, Intimität und Sexualität ist von unschätzbarem Wert für alle, die ihr persönliches Leben bereichern wollen, ebenso für Sexualtherapeuten, Psychotherapeuten und diejenigen, die sie in ihrer Arbeit unterstützen wollen.

Paul Ekman
Autor von *Gefühle lesen und von Weshalb Lügen kurze Beine haben*

Eine wichtige Referenz für jeden Wissenschaftler, der sich für energetische Konzepte und ihren Platz in der westlichen Psychologie interessiert.

Joseph de Rivera
Autor von A Structural Theory of The Emotions

Julie Henderson schreibt über die wichtigste Entdeckung des Jahrhunderts – über die Funktion von Energie – und darüber, wie wir sie persönlich nutzen können. Ein wichtiger Beitrag dazu, wie wir uns für das Spiel der Energie in unseren Beziehungen öffnen können. *Die Erweckung des Inneren Geliebten* erhebt Sexualität auf ein höheres Niveau. Wir haben jetzt ein westliches Tantra, und das ist wunderbar.

Tsultrim Allione
Autorin von *Tibets weise Frauen – Zeugnisse weiblichen Erwachens*

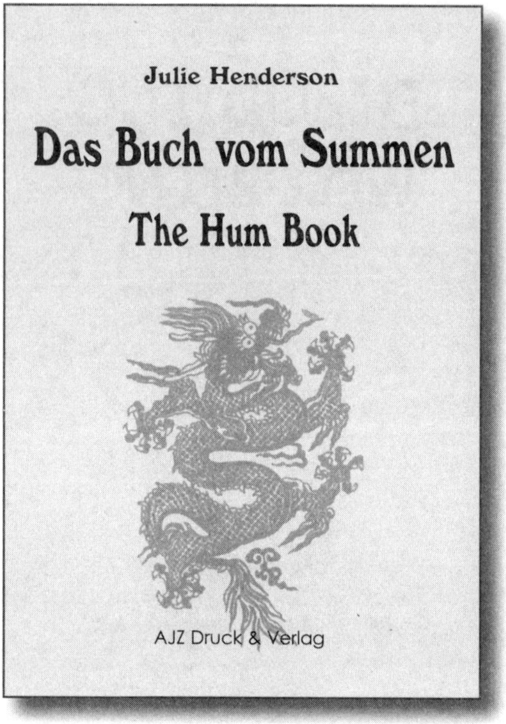

Das Buch vom Summen

The Hum-Book

Dieses Buch von Julie Henderson beschreibt die erstaunlichen Effekte des Summens auf unseren Körper.
Es zeigt uns, wie wir – auch ohne aufwendige Auseinandersetzung mit unserer Lebensgeschichte – die durch Erfahrung geprägten Strukturen des Körpers und des Geistes verändern können. Dies geschieht durch die fühlbare Pulsation des Klanges. Es ist die intimste Berührung unserer Neurochemie, unseres Immun- und Endokrinsystems; die Sprache, die unser Körper am besten versteht. Genau diese Berührung kann die Erfahrung des Lebendigseins vermitteln, aber auch die Tür zu den ungeahnten Möglichkeiten erweiterter Wahrnehmung öffnen.
Neben der fundierten Erklärung der Wirkungsweise des Summens erfreut Julie Henderson auch in diesem Buch die Leser mit einfachen und spielerischen Übungen. Eine Lektüre, die sich lohnt!

Bielefeld 2007

ISBN 978-3-86039-014-6 · 208 Seiten · 18,80 Euro